消化内科
常见病护理新进展

XIAOHUA NEIKE CHANGJIANBING HULI XINJINZHAN

单册 ◎ 主编

汕头大学出版社

图书在版编目（CIP）数据

消化内科常见病护理新进展 / 单珊主编. －汕头：
汕头大学出版社，2019.1
ISBN 978-7-5658-3830-9

Ⅰ．①消… Ⅱ．①单… Ⅲ．①消化系统疾病－常见病
－护理 Ⅳ．①R473.57

中国版本图书馆CIP数据核字（2019）第029479号

消化内科常见病护理新进展
XIAOHUA NEIKE CHANGJIANBING HULI XINJINZHAN

主　　编：单　珊
责任编辑：宋倩倩
责任技编：黄东生
封面设计：蒲文琪
出版发行：汕头大学出版社
　　　　　广东省汕头市大学路243号汕头大学校园内　　邮政编码：515063
电　　话：0754-82904613
印　　刷：北京市天河印刷厂
开　　本：880 mm×1230 mm　　1/32
印　　张：8.75
字　　数：225千字
版　　次：2019年1月第1版
印　　次：2019年1月第1次印刷
定　　价：58.00元
ISBN 978-7-5658-3830-9

单 珊

女，1981年8月21日出生，2013年毕业于山东大学护理学专业，本科学历。现就职于青岛市第六人民医院消化内科，护师，兼任青岛市护理学会消化专业委员会委员。从事护理工作十余年，一直奋战在临床第一线，致力于危重患者的护理，积累了丰富的经验。多次被评为"优秀护士""先进工作者"。

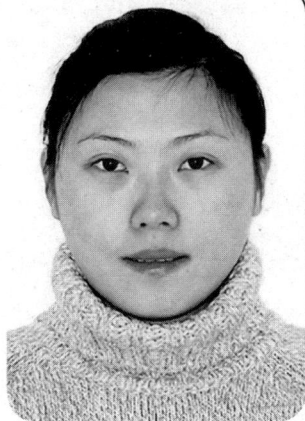

前言
preface

护理学是将自然科学与社会科学紧密联系起来为人类健康服务的综合性应用学科。随着医学科学的迅速发展和医学模式的转变，医学理论和诊疗技术不断更新，护理学科领域也发生了很大的变化。消化科作为一个重点内科科室，保障其护理工作的顺利尤为重要。本书旨在为消化内科临床护理人员提供最新的专业理论和专业指导，帮助护理人员熟练掌握基本理论知识和临床护理技能，以提高护理质量。

本书共分二十四章，前五章概括性地论述了护理学的发展历程、护理工作方法、护理程序、常见症状的护理以及护患关系与沟通。后十九章则详细地介绍了消化内科中的常见病及多发病，例如胃炎、肝硬化、胆道感染、胰腺炎、溃疡性结肠炎等。这些章节系统分析了具体疾病的病因病机、临床表现、并发症、辅助检查及护理措施等内容，力求详尽准确、语言简洁，以增强其实用性与可操作性。本书知识新颖，时代感强，内容丰富，是一本实用的临床护理参考书，适合消化内科及相关专业护理人员及医生使用。

由于时间仓促，经验水平有限，不足之处在所难免，恳请读者批评指正。

单 珊

青岛市第六人民医院

2018 年 8 月

目 录
CONTENTS

第一章

绪　论

　　护理学是医学科学领域中的一门独立的分支学科，是以自然科学和社会科学理论为基础的研究、维护、促进、恢复人类健康的护理理论、知识、技能及其发展规律的综合性应用科学。伴随着医学及科学技术的发展、人们生活水平的提高和健康需求的增加，护理学经历了从简单的清洁卫生护理到以疾病为中心的护理，再到以患者为中心的整体护理，直至以人的健康为中心的护理发展过程。其研究内容、范畴与任务涉及影响人类健康的生物因素、心理因素、社会因素等各个方面，通过应用科学的方法对护理对象进行整体的认识，全面揭示护理的本质及其发展规律。

第一节　护理学发展简史

　　护理是人类生存的需要。护理的起源可追溯到原始社会，可以说自从有了人类就有了护理活动。护理学的发展与人类的社会进步、文明程度、科学发展息息相关。

一、护理学的形成

（一）人类早期护理

　　自有人类就有生老病死，也就有了原始医护照顾的萌芽，其照顾方式随当时人们对疾病和伤害形成原因的认识以及他们对生命的看法不同而不同。在原始社会，人类居住在山林和洞穴中，靠采集和渔猎生活，为谋求生存，在与自然做斗争的过程中积累了丰富的生活和生产经验，在生活中逐渐认识到若吃了某些食物导致消化不良、胃部不适时，用手抚摸可减轻疼痛，从而形成了原始的按摩疗法；火的使用结束了人类"茹毛饮血"的生活，人们认识到进食熟食可减少胃肠道疾病，开始了解到饮食与胃肠道疾病的关系；通过观察动物疗伤的方法，对受伤者采用舌头舔伤口或用溪水冲掉血污来防止伤情恶化，逐渐形成了原始的"自我保护"式的医疗照顾。

为了在恶劣的环境中求生存，人类逐渐群居，形成以家族为中心的母系氏族社会，人们开始定居，组成家庭并初步分工，在料理其他家务的同时，妇女担负起照顾家中伤病者的责任。凭她们的天赋本能和代代相传的经验，以温柔慈祥的母性照顾老人和病者。当时，常用一些原始的治疗、护理方法为伤病者解除痛苦，促进康复，如伤口包扎、止血、热敷、按摩以及饮食调理等，形成了原始社会"家庭式"的医护照顾。

在古代，医护照顾长期与宗教和迷信活动联系在一起。由于当时人类对疾病还没有正确的认识，把疾病看作灾难，认为疾病是由神鬼等超自然力量所致的，由此产生迷信，宗教、巫师也应运而生。他们采用念咒、画符、祈祷、捶打、冷热水浇浸等方法去取悦或驱除"鬼怪"以减轻痛苦治疗疾病。此时医巫不分。

随着人类文明的发展，在征服伤病的过程中，经过实践经验的积累，逐渐知道不能仅靠画符、祈祷等方法祛除疾病，还需要用砭石、草药等来治病。一些人摒弃了巫术，医巫逐渐分开，形成集医、药、护于一身的原始医生。一些文明古国（如中国、古印度、古埃及、古希腊、古罗马）已有关于如何处理儿童健康问题、公共卫生问题，内外科疾病治疗及防预，与止血、伤口缝合、绷带包扎、沐浴、催眠、尸体包裹等医护活动的记录。

公元初年，基督教兴起，教徒们在传播宗教信仰、广建修道院的同时，开展了医病、济贫等慈善事业，建立了最初的医院。医院一开始主要作为收容徒步朝圣者的休息站，以后发展为治疗精神病、麻风等疾病的场所及养老院。一些献身于宗教事业的妇女，在做教会工作的同时，还参与对老弱病残的护理。一位名叫菲比的基督徒被称为第1个女执事和第1个护士，另一位古罗马妇女法比奥拉花了许多财富、精力和时间去照顾患者，在公元

390 年，她建立了第一所免费医院，使护理工作开始从家庭走向社会，她们访视病患者就像今日医院家庭访视护士所做的一样。她们虽未受过专门训练，但工作认真，服务热忱，有献身精神，受到社会的赞誉和欢迎，这就是早期护理的雏形，对以后护理事业的发展有着良好的影响。

（二）中世纪护理

中世纪的欧洲，护理工作受到宗教和战争的影响，修道院逐渐发展起来，并在院内收容了一些男女从事繁重的体力劳动，同时为院外有病的人提供帮助，这对护理工作的发展起到了一定的促进作用，护理逐渐由"家庭式"服务变成了"社会化和组织化"的服务，形成了宗教性、民俗性及军队性的护理社团。13－14 世纪罗马天主教皇掌握了欧洲许多国家的宗教大权，在各地广建教堂和修道院，修道院内收治患者；同时由于欧洲连年战争，伤寒、麻风、疟疾等疫病大肆流行，各国普遍设置医院，但医院大多数受教会的控制，担任护理工作的多为修女，她们缺乏护理知识，又无足够的护理设备，更谈不上护理管理，护理工作多限于简单的生活照料。

（三）文艺复兴与宗教改革时期的护理

大约于公元 1400 年，意大利兴起文艺复兴运动，医学也迅猛发展，西方国家称这个时期为科学新发现时代。在此期间，人们破除了对疾病的神话和迷信，诊治疾病有了新的依据。文艺复兴后期，因慈善事业的发展，护理逐渐摆脱教会的控制，从事护理的人员开始接受部分的工作训练，专门照顾伤病者，类似的组织相继成立，护理开始走向独立职业之旅。但是，发生于 1517 年的宗教革命使社会结构与妇女地位发生了变化，护理工作不再由具有仁慈博爱精神的神职人员来担任，新招聘的护理人员往往是那些找不到工作的人，她们既无经验又未经适当训练，也缺乏宗教热忱，致使护理质量大大下降，护理的发展进入了长达 200 年的"黑暗时期"。

（四）科学护理的诞生与南丁格尔的贡献

在 19 世纪，工业革命的发展使社会经济发生了变化。随着科学的发展和医学的进步，社会对护理的需求日益迫切，护理工作的地位有所提高。1836 年，英国牧师弗里德尔在凯撒斯威斯城建立医院和女执事训练所，招收年满 18 岁、身体健康、品德优良的妇女，给予护理训练，这就是最早的具有系统化组织的护训班。

英国的佛罗伦萨·南丁格尔（Florence Nightingale，1820－1910 年）是历史上最负盛名的护士，被尊为"近代护理事业的创始人"，她对护理的影响非常深远。19 世纪中叶，她首创了科学的护理专业，促进了健康与卫生的发展，重建了军中与民间的医院，发展了以促进舒适和健康为基础的护理理念。国际上称这个时期为"南丁格尔时代"。这是护理工作的转折点，也是护理专业真正的开始。

南丁格尔 1820 年 5 月 12 日出生于父母旅行之地——意大利佛罗伦萨，她受过高等教育，在英国德比郡成长，精通英、法、德、意等国语言，信仰宗教，擅长音乐和绘画，具有较高的文化修养。她从少女时代起就为人慈善，博爱为怀，接济贫困人家，更关心伤病者。她对护理工作怀有深厚的兴趣，在从事慈善事业的活动中，深深感到十分需要训练有素的护士。1850 年，她力排众议。又说服母亲，慕名去了当时最好的护士培训基地——德国的凯撒斯威斯城，参加护理训练班学习，并对英、法、德等国的护理工作进行了考察研究。1853 年，她在慈善委员会的帮助下，在英国伦敦成立了看护所，开始了她的护理生涯。

1854 年 3 月，英、法等国与俄国在克里米亚地区爆发了战争。英国和法国共同派兵参加了战争，以抵抗沙皇俄国对土耳其的入侵。当时英国的战地医院管理不善，条件极差，缺乏护理。伦敦报纸揭露在前线英勇奋战的英国士兵在负伤或患病后，由于得不到合理的照料而大批死亡，病死率高达 50%。这个消息引起民众的强烈不满。南丁格尔立即致函当时的英国陆军大臣，自愿率护士赴前线救伤。1854年10月南丁格尔被任命为"驻土耳其英国总医院妇女护士团团长",率38名精心挑选的护士克服重重困难,抵达战地医院,顶住医院工作人员的抵制和非难,投入忙碌的抢救工作,当时伤员达万人。南丁格尔率领护士改善医院病房环境,清洗病员伤口,消毒物品,消灭害虫,以维持清洁;改善伤员膳食,以增加营养;设立阅览室、娱乐室,以调节士兵的生活;重整军中邮务,方便士兵与家人通信,使伤员精神上获得慰藉;入夜,她常常手持油灯巡视伤员,亲自安慰和关怀那些受重伤和垂危的士兵。她的积极服务精神赢得了医院医务人员的信任和伤员的尊敬。士兵们称颂她为"提灯女神""克里米亚天使"。由于她致力改革,在短短的半年时间内使英国前线伤员的死亡率降为2.2%。南丁格尔的护理成效受到广泛的重视,改变了英国朝野对护士的看法,提高了妇女地位,护理工作从此受到了社会重视。1856年战争结束,南丁格尔回到英国,受到全国人民的欢迎,英国政府授予她巨额奖金。但南丁格尔把政府表彰她献身精神和伟大功勋的44 000英镑全部献给了护理事业。晚年的南丁格尔视力减退,至1901年完全失明。她献身护理事业,终身未嫁,1910年8月13日,她在睡眠中溘然长逝,享年90岁。她留下遗嘱,谢绝国葬而葬于自己家族的墓园内。

克里米亚战争的护理实践使南丁格尔越发深信护理是科学事业,护士必须接受严格的科学训练。1860年,南丁格尔在英国的圣托马斯医院创办了世界上第一所护士学校——南丁格尔护士训练学校,使护理的教育方式由学徒式转变为正式的学校教育,为护理教育奠定了基础。从1860年到1890年,学校共培养学生1 005名,她们在各地推行护理改革,创建护士学校,弘扬南丁格尔精神,使护理工作有了崭新的面貌。

南丁格尔一生写了大量的日记、书信、报告和论著,她的代表作为《护理札记》(*Notes On Nursing*)和《医院札记》(*Notes On Hospitals*)。这两本书曾作为当时护士学校的教科书而广泛应用。《护理札记》说明了护理工作应遵循的指导思想和原理,被称为护理工作的经典著作。《医院札记》提出了改进医院建筑和管理方面的意见。此外，她还写下了有关福利、卫生统计、社会学等方面的著作100多篇，在世界各国杂志上发表，迄今仍具有指导意义。

南丁格尔还支持地区家庭护理工作，首创了近代公共卫生和地区家庭护理。瑞士银行家邓南在她的影响下，于1864年在日内瓦成立了国际红十字会，以救治当时欧洲战场上的伤瘸士兵。

南丁格尔以她渊博的知识、远大的目光和高尚的品德投身护理工作，开创了科学的护理事业。她把毕生的精力贡献给了神圣的护理事业，功绩卓著，赢得了全世界人民的爱戴和尊敬。为了纪念她，英国伦敦和意大利佛罗伦萨都铸有她的铜像，国际护士会设立了南丁格尔基金，向各国护士颁发奖学金供进修学习之用，并将每年5月12日南丁格尔诞辰日定为国际护士节。国际红十字会设立了南丁格尔奖章，作为对各国优秀护士的最高荣誉奖，每两年颁发一次，到2003年已向全世界优秀护士颁奖39次。我国共有38名优秀护理工作者获此殊荣，仅2003年，我国就有10名护理工作者荣获南丁格尔奖章。

现代护理学与南丁格尔时期创建的护理学已大不相同，在护理学的知识结构、护理目的、护理对象、护士作用等方面发生了极大的变化。但是，南丁格尔对护理的认识、改进有独到见解，在当时和现在都有着深刻的影响和指导意义。

（五）现代护理学的发展

现代护理学是在南丁格尔创建的护理学基础上发展起来的。现代护理学的发展过程，也就是护理学科的建立和护理专业形成的过程。世界各地受经济发展、文化、教育、宗教、妇女地位等各方面因素的影响，对护理工作和护理教育的重视程度大相径庭，因此，各国护理专业的发展也很不平衡。

1. 护理工作向专科化发展

随着医学科学技术的不断发展和医院数量和规模的扩展，现代护理学的专业分科越来越细。为了提高护理质量，在医学分科的同时，护理人员也通过深入研究和学习，开展了各专科的护理工作。在重症监护、急救护理、器官移植护理、透析护理等领域发挥着重要的作用。现代护理观的形成和护理程序的应用，使护理服务的对象和范围越来越广泛，一些具有硕士及以上学历的护理人员成为了可独立解决专科护理工作难题的护理专家，甚至在一些发达国家出现了开业护士，独立开展护理工作。还有的护士进入社区，给一些特殊人群，如妇女、儿童、老年人提供护理及预防保健服务。

2. 形成多层次的护理教育

随着护理学科的发展，对护理教育的层次和质量提出了新的要求。以医院为基础的证书教育项目是最早开展的一种护理教育形式。20 世纪 40 年代，美国等发达国家开始在专科学院和综合性大学建立护理系，以发展护理教育。1919 年，第 1 个授予学士学位的护理教育在美国明尼苏达州开办。1932 年美国天主教大学首先开始了护理硕士的研究教育。1933 年，美国哥伦比亚大学教师学院开设了第 1 个培养护理教师的博士项目。1964 年，美国加州大学旧金山分校开设了第 1 个护理博士学位项目。目前，美国、加拿大、澳大利亚、英国、泰国、新西兰、韩国等国家和地区开设护理学博士教育项目。这些国家和地区的护理教育发展水平较高，护理工作也比较受重视，已形成了多层次、高质量的护理教育体系。

3. 建立专业学术团体

护理团体不断发展。1896 年，美加护士会成立，1911 年改为美国护士会（American Nurses Association，ANA）。1899 年成立了国际护士会（International Council of Nurses，ICN）。这些团体的成立增进了各国护理人员的国际交流，特别关注护理人员在全球基本保健需要及各国护理学术团体的作用和它们在与其政府有关部门的关系，以及护士的社会、经济福利等问题。同时，通过制定和实施护理实践和伦理等专业标准，促进了护理专业的发展。

4. 建立执业注册制度

各国相继建立了护士执业注册制度，以保证进入护理队伍的人员达到合格的标准，提高护理质量；并通过执业注册制度保证护士的终身教育。

5. 护理研究和护理理论的发展

1948 年，世界卫生组织（World Health Organization, WHO）在其宪章中提到："健康，不仅仅是没有躯体疾病，还要有完整的生理、心理状态和良好的社会适应能力。"这一新的健康理念为护理研究提供了广阔的领域。护理程序的提出使护理工作有了科学的方法。自 20 世纪 60 年代以后，美国的护理理论家就不断提出和形成护理学的独特模式和理论，为护理事业的发展奠定了基础。

随着护理教育的发展，具有科研能力的护理人员不断增加。20 世纪 60 年代护理研究着重于对护理措施的结果和护理质量的评价；20 世纪 80 年代，研究范围更为广泛，与其他学科的研究者的合作更加紧密。1985 年，美国国立卫生研究院设立了全国护理研究院，以指导、支持和传播护理研究项目。

二、我国护理学发展概况

（一）祖国医学与护理

祖国医学有着悠久的历史，医、药、护不分，寓护理于医药之中，强调"三分治七分养"，养即为护理。从中医学发展史和丰富的医学典籍及历代名医传中，经常可见到有关护理理论和技术的记载。许多内容对现代护理仍有指导意义。我国现存最早的医学经典著作《黄帝内经》阐述了许多生理和病理现象、治疗和护理原则，并提出要"扶正祛邪"，即加强自身防御和"圣人不治已病治未病"的预防观点。东汉末年名医张仲景总结自己和前人的经验，著有《伤寒杂病论》，总结了药物灌肠术、人工呼吸和舌下给药法。晋朝葛洪的《肘后方》中有筒吹导尿术的记载："小便不适，土瓜捣汁，入少水解之。筒吹入下部。"其中，筒是导尿工具。唐代杰出医药家孙思邈所著的《备急千金要方》中宣传了

"凡衣服、巾、栉、枕、镜不宜与人同之"的隔离观点；有关口腔护理的重要性和方法也有记载，如"早漱口，不若将卧而漱，去齿间所积，牙亦坚固"等；他还改进了前人的筒吹导尿术，采用细葱管进行导尿。宋朝名医陈自明的《妇女大全良方》为妇女产前、产后护理提供了许多资料。明、清时期，瘟疫流行，先后出现了不少研究传染病防治的医学家。他们在治病用药的同时，十分重视护理。如胡正心提出用蒸汽消毒法处理传染患者的衣物。当时还流行用燃烧艾叶、喷洒雄黄酒消毒空气和环境。

几千年来，中医学是采用朴素的唯物主义观点对待人体和疾病的。中医学把人体看作是统一的有机体，并把人的健康与内在的心理状态和外在生活环境紧密联系起来，在阴阳、五行、四诊、八纲、辨证论治等理论指导下实施医疗护理措施。因此，中医药学为护理学的起源提供了丰富的理论和技术基础。

（二）中国近代护理的发展

我国近代护理事业的形成和发展在很大程度上受西方护理的影响，主要是在鸦片战争前后，随着各国军队、宗教和西方医学进入中国而开始的。1835 年，英国传教士巴克尔在广州开设了第一所西医院。两年之后，这所医院开始以短训班的方式培训护理人员。

1887 年，美国护士麦克尼在上海妇孺医院开办了护士训练班，推行"南丁格尔"护理制度，此可视为中国护理教育的初始。

1888 年，美国的约翰逊女士在福州医院创办了第一所护士学校。

1895 年和 1909 年，先后在北京成立护训班和护士学校，1907 年以后，中国的一些城市（如广州、南京、长沙、成都等）开设了培训班，我国护理专业队伍逐渐形成。

1909 年，中国护理界的群众学术团体"中华护士会"在江西牯岭成立（1937 年改为中华护士学会，1964 年改为中华护理学会），学会的主要任务是制定护理教学计划、编译教材，办理全国护士学校的注册，组织毕业生会考和颁发执照。1920 年，中华护士会创刊《护士季报》，1922 年加入国际护士会，成为国际护士会第十一个会员国。

1921 年，美国人开办了私立北京协和医学院护理系，学制为 4～5 年，五年制的学生毕业时被授予理学学士学位。这是我国高等护理教育的开端。此后，还与燕京大学、金陵女子文理学院、东吴大学、岭南大学、齐鲁大学等五所大学合办了五年制高等护理教育，培养了一批水平较高的护理师资和护理管理人员，直至 1950 年停办。

1934 年，中华民国教育部成立护理教育专门委员会，将护理教育改为高级护士职业教育，招收高中毕业生，护士教育被纳入国家正式教育系统。

抗日战争期间，我国许多医护人员满怀激情奔赴延安，在解放区设立了医院，护理工作受到党中央的重视和关怀。傅连暲于 1931 年在江西开办了"中央红色护士学校"，1941 年在延安成立了"中华护士学会延安分会"，广大护理人员为当地人民和战士的健康保健做出了重要贡献，护理工作也备受重视。

（三）中国现代护理的发展

1. 护理教育

中华人民共和国成立后，我国护理工作进入一个新的时期。1950 年，第一届全国卫生工作会议将护理教育列为中专教育之一，并由卫生部制定全国统一教学计划和编写统一教材。1961 年，原北京第二医学院再次开办高等护理教育。

1980 年，原南京医学院首先开办了高等护理专修班。

1983 年，天津医学院首先开设护理本科专业。1984 年，卫生部和教育部召开全国高等护理专业教育座谈会，明确要建立高层次、多规格的护理教育体系，培养高级护理人才，充实教学、管理等岗位，以提高护理质量，促进学科发展，尽快缩短与先进国家在护理上的差距。目前我国已有 120 余所院校设立了学士学位的护理教育，为国家培养了一批高等护理人才。

1992 年，北京、上海等地又开设了护理学硕士研究生教育项目；2004 年以来，我国有 20 多所院校陆续开设了博士教育项目，促使护理专业向更高层次和水平迈进。目前，我国中专、大专、本科、研究生 4 个层次的护理教育体系基本形成。

自 20 世纪 80 年代以来，许多地区开展各种形式的护理成人教育，促进了护理人才的培养，体现了终身教育对护理队伍建设的意义。1997 年，中华护理学会在无锡召开了继续护理学教育座谈会，制定了相应的法规，从而保证继续护理学教育走向制度化、规范化和标准化。

2. 护理研究

自 1977 年以来，中华护理学会和各地分会先后恢复，总会多次召开全国性护理学术经验交流会。各地分会也普遍举行各种不同类型的专题学习班、研讨会等。中华护理学会还成立了学术委员会和各护理专科委员会。1954 年创刊的《护理杂志》复刊，1981 年改为《中华护理杂志》；《实用护理杂志》《护理学杂志》等 10 多种护理期刊也相继创刊；护理教材、护理论著相继出现；护理研究和护理科普文章如雨后春笋般涌现。1993 年，中华护理学会设立了护理科技进步奖，每两年评奖一次。

1980 年以后，国际学术交流日益加强，中华护理学会多次与美国、加拿大、日本等国家的护理学会联合召开国际护理学术交流会。中华护士代表团先后与美国、加拿大、澳大利亚、日本、新加坡等国及中国香港、澳门等地区的护士学会进行互访交流，中外护理专家还进行了互派讲学。1985 年，全国护理中心在北京成立，进一步取得了 WHO 对我国护理学科发展的支持。通过国际交流，开阔了眼界，活跃了学术氛围，增进和发展了我国护理界与世界各国护理界的友谊，促进了我国护理学科的发展。

3. 护理专业水平

自 1950 年以来，临床护理工作一直以疾病为中心，护理技术操作常规多围绕完成医疗任务而制定，医护分工明确，护士为医生的助手，护理工作处于被动状态。随着高等护理教育的恢复和发展，以及多层次、多规格护理教育的开展，护理人员的科研能力、学术水平不断增强，护理专业水平不断提高。改革开放以后，逐渐引入国外有关护理的概念和理论，认识到人的健康与疾病受心理、社会、文化、习俗等诸多因素的影响，护理人员开始加强基础护理工作，并分析、判断患者的需求，探讨如何以人为中心进行整体护理，应用护理程序为患者提供积极、主动的护理服务，护理工作的内容和范围不断扩大。大面积烧伤、器官移植、肿瘤、显微外科、重症监护等专科护理，以及中西医结合护理、家庭护理和社区护理等迅速发展，为护理学的发展增添了新的内容。

4. 护理管理

随着护理学科的发展，护理管理体制逐渐健全。为加强对护理工作的指导，完善护理管理体制，我国国家卫生部医政司设立了护理处，负责全国护士的管理，制定有关政策法规。各省市自治区卫生厅（局）在医政处下设专职护理干部，负责管辖范围内的护理管理，各地医院也大力整顿护理工作，建立健全了护理指挥系统。1979 年，国务院批准卫生部颁发了《卫生技术人员职称及晋升条例（试行）》，明确规定了护理专业人员的高级、中级和初级职称。根据这一条例，各省、市、自治区制定了护士晋升考核的具体内容和方法。1993 年，卫生部颁发了新中国成立以来第 1 个关于护士执业和注册的《中华人民共和国护士管理办法》。1995 年 6 月，全国举行首届执业护士考试，考试合格获执业证书方可申请注册。护理管理工作走向法制化轨道。

第二节　护理学的基本概念

一、基本概念

任何一门学科都是建立在一定的理论基础之上，理论则用相关的概念来表达。现代护理学包含 4 个最基本的概念——人、环境、健康和护理。对这 4 个概念的认识和界定直接影响护理学的研究领域以及护理工作的范围、内容。每位护理专业的理论家在阐述其相关理论时，都要先对 4 个基本概念进行描述，以便他人了解相关理论的基本思想。

（一）人

护理是为人的健康服务的，护理学的研究对象是人，包括个体的人和群体的人。对人的认识是护理理论、护理实践的核心和基础。对于护士来说，正确认识人的整体特征，熟悉人与周围环境之间的广泛联系，把握人体需求的特点，了解人成长与发展的规律，对于以后提供专业服务是非常必要的。

1. 人是一个统一的整体

作为护理对象的人，首先是一个由各器官、系统组成的受生物学规律控制的生物人，同时又是一个有思想、有情感、从事创造性劳动、过着社会生活的社会人，是生理、心理、精神、社会等多方面组成的整体的人。任何一方的功能失调都会在一定程度上引起其他方面的功能变化，进而对整体造成影响。如疾病可影响人的情绪和社会活动；同样心理压力也会造成身体的不适。而人体各方面功能的正常运转，又能促进人体整体功能的发挥，从而使人获得最佳健康状态。

2. 人是一个开放系统

人与周围的环境不断进行着物质、能量和信息的交换，达到保持机体内环境的稳定和平衡，以适应外环境的变化。经由这些互动，发展出生活的行为模式，使人能与其他人及环境和谐一致。强调人是一个开放系统，提示护理中不仅要关心机体各系统或各器官功能的协调平衡，还要注意环境对机体的影响，这样才能使人的整体功能更好地发挥和运转。

3. 人有其基本需要

人为了生存、成长和发展，必须满足其基本需要。不同年龄组的人有各自不同的发展特点和任务，具有不同层次的基本需要，人可通过各种方式表达自己的需要。如果基本需要得不到满足，机体会因内外环境的失衡而致疾病发生。护理的功能是帮助护理对象满足其基本需要。

4. 人有自理能力并对自己的健康负责

每个人都希望自己有健康的身体和健全的心理。人对自身的功能状态具有意识和监控能力，人有学习、思考、判断和调适的能力，可通过调节利用内外环境以适应环境变化和克服困难。因此，人不会被动地等待治疗和护理，而是主动寻求信息，积极参与维护健康的过程。同时，人也有责任维持和促进自身健康。护士在护理实践中必须充分认识上述特点，努力调动人的内在主观能动性，这对预防疾病、促进健康十分重要。

（二）环境

人的一切活动都离不开环境，并与环境相互作用、相互依存。

1. 人与环境相互依存

环境包括内环境和外环境。内环境指人的生理、心理等方面；外环境则指自然环境和社会、文化环境。任何人都无法脱离环境而生存。环境是动态的、变化的，人必须不断调整机体内环境，以适应外环境的变化；同时人又可以通过自身力量来改造环境，以利于生存。

2. 环境影响人的健康

环境深受人类的影响，而人类也被环境所左右。环境作为压力源对人类健康产生重要影响。良好的环境可促进人类健康，不良的环境则给人的健康造成危害。在人类所患疾病中，不少与环境的致病因素有关。护理人员应掌握有关环境与健康的知识，为人类创造适于生活、休养的良好环境。

（三）健康

健康是护理学关注的核心内容，人与环境的相互作用直接影响人的健康状态。预防疾病、促进健康是护理人员的天职，对健康的认识也直接影响护理人员的行为。

1. 健康是生理、心理、精神等方面的完好状态

1948 年，WHO 将健康定义为："健康，不仅是没有疾病和身体缺陷，还要有完整的生理、心理状态和良好的社会适应能力。"

由此可见人的健康包括身体、心理和社会各个方面，表明健康是机体内部各系统间的稳定、协调，以及机体与外部环境之间平衡、和谐、适应的良好状态。

2. 健康是一个动态、连续变化的过程

如果以一条横坐标表示健康和疾病的动态变化过程，一端代表最佳健康状态，另一端则代表病情危重或死亡（图 1-1），每个人的健康状况都处在这一连续体的某一点上，且时刻都在动态变化之中。当人成功地保持内外环境的和谐稳定时，人处于健康完好状态；当人的健康完整性受到破坏、应对失败时，人的健康受损继而产生疾病，甚至死亡。护理工作的范围包括健康的全过程，即从维护最佳的健康状态到帮助濒临死亡的人平静、安宁、有尊严地死去。护理人员有责任促进人类向健康的完好状态发展。

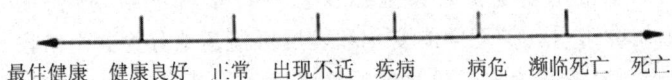

最佳健康　健康良好　正常　出现不适　疾病　病危　濒临死亡　死亡

图 1-1　健康-疾病动态连续变化过程示意图

3. 人类的健康观念受多方面因素的影响

人生活在自然和社会环境中，有着复杂的生理、心理活动。社会背景、经济水平、文化观念等直接影响人们对健康的认识和理解，每个人对健康问题形成自己的看法或信念。护士可在帮助人们转变不正确或不完整的健康观念和采取健康生活方式等方面发挥作用。

（四）护理

护理的概念是随着护理专业的建立和发展而不断变化和发展的。护理一词来源于拉丁文"nutricius"，原意为抚育、扶助、保护、照顾幼小等。护理是为人的健康提供服务的过程，护理活动是科学、艺术、人道主义的结合。

（1）护理的目的是协助个人促进健康、预防疾病、恢复健康、减轻痛苦。

（2）护理能增强人的应对及适应能力，满足人的各种需要。

（3）护理程序是护理工作必须应用的科学方法，以发挥独立性及相互依赖性的护理功能，满足个人、团体、社会的健康需要。

（4）护理学是一门综合自然科学和社会科学知识的独立的应用科学。护理将持续不断地适应人类健康和社会需要的变化，修正护理人员的角色功能。

人、环境、健康、护理4个概念密切相关。护理研究必须注重人的整体性、人与社会的整体性、人与自然的整体性，只有把人和自然、社会看成一个立体网络系统，把健康和疾病放在整个自然、社会的背景下，运用整体观念，才能探索出护理学的规律，促进护理学的发展。

二、护理学概念的形成与发展

自南丁格尔创建护理事业以来，护理学科不断变化和发展。从理论研究来看，护理学的变化和发展可概括地分为3个阶段。

（一）以疾病为中心的护理阶段（1860年至20世纪40年代）

这一阶段为现代护理发展的初期。当时医学科学的发展逐渐摆脱了宗教和神学的影响，相继提出各种科学学说、考虑患病的原因时，只考虑细菌或外伤因素，认为无病就是健康。因此，一切医疗行为都围绕疾病进行，以消除病灶为基本目标，从而形成了"以疾病为中心"的医学指导思想。受这一思想的影响，加之护理在当时还没有形成自己的理论体系，护理的概念仅限于协助医师诊疗、消除身体的疾患、恢复正常功能。护士成为医生的助手，护理的服务方式是执行医嘱、完成护理常规和技术操作程序。

1859年，南丁格尔提出护理的定义是："通过改变环境，使患者处于最佳状态，待其自然康复。"

（二）以患者为中心的护理阶段（20世纪40年代至20世纪70年代）

20世纪40年代，系统论、人的基本需要层次论、人和环境的相互关系学说等理论的提出和确立，为护理学的进一步发展奠定了理论基础。1948年，WHO提出了新的健康观，为护理研究提供了广阔的领域。此后护理学者提出了以系统论为基础的护理程序，为护理实践提供了科学的方法。20世纪60年代以后，相继出现了一些护理理论，提出应重视人是一个整体的观念，从此，在疾病护理的同时，开始注重人的整体护理。1977年，美国医学家恩格尔提出了"生物-心理-社会医学模式"。这一新的医学模式强化了人是一个整体的思想，从而引起护理学概念的变化，即强调以患者为中心的宗旨，运用护理程序为患者提供整体护理。护士与医师的关系为合作伙伴关系，护士与患者的关系更加密切。

1943年，奥利维尔认为：护理是艺术和科学的结合，包括照顾患者的一切，增进其智力、精神、身体的健康。

1957年，克瑞特提出：护理是对患者加以保护、教导，以满足患者不能自我照料的基本需要，使患者舒适。

20世纪60年代，约翰森认为：护理是某些人在某种应激或压力下不能达到自己的需要，护士给其提供技术需要，解除其应激，以恢复原有的内在平衡的过程。

以患者为中心的护理改变了护理的内容和方法，但护理的研究内容仍局限于患者的康复，护理的工作场所限于医院内，尚未涉及群体保健和全民健康。

（三）以人的健康为中心的护理阶段（20世纪70年代至现在）

随着社会的发展和科学技术的日新月异，疾病谱发生了很大变化。过去威胁人类健康的传染病得到了很好的控制，而与人的行为、生活方式相关的疾病如心脑血管病、恶性肿瘤、意外伤害等成为威胁人类健康的主要问题。同时，随着人们物质生活水平的提高，人类对健康的需求也日益增加。1977年，WHO提出的"2 000年人人享有卫生保健"的战略目标成为护理专业发展的指导方向。

护理是以整体的人的健康为中心，服务范围扩展到健康和疾病的全过程，服务对象从个体扩展到群体。

1966年，亨德森（Virginia Henderson）指出："护理的独特功能是协助个体（患病者、健康人）执行各项有利于健康或恢复健康（或安详死亡）的活动。"

1970 年，美国护理学家罗吉斯提出："护理是协助人们达到其最佳的健康潜能状态，护理的服务对象是所有的人，只要有人的场所就有护理服务。护理要适应、支持或改革人的生命过程，促进个体适应内外环境，使人的生命潜能得到发挥。"

1980 年，美国护士会（ANA）将护理定义为："护理是诊断和处理人类对现存的和潜在的健康问题的反应。"此定义对世界各国的护理学影响很大，被许多国家赞同和采用。这一定义揭示了护理学所具有的科学性和独立性。护理是研究健康问题的"反应"，而"反应"可以包括人的身体、智力、精神和社会的各个方面，表明护理以处于各种健康水平的人为研究对象。护士的职责是通过识别"反应"，制定和实施护理计划，并对护理结果进行评价，完成"诊断"和"处理"人类对健康问题的反应的任务。

概括地说，现代护理学是一门自然科学与社会科学相结合的综合性应用学科，是科学、艺术和人道主义的结合。

第三节　护理学的内容和范畴

一、护理学的任务和范围

（一）护理学的任务和目标

随着护理学科的发展，护理学的任务和目标发生了深刻变化，在保护人类健康、防治重大疾病、提高人口素质、解决社会生活等方面担负着重大的使命。WHO 护理专家会议提出了健康疾病 5个阶段中应提供的健康护理。

1. 健康维持阶段

通过护理活动使个体尽可能达到并维持健康状态。

2. 疾病易感阶段

帮助人群获得维持健康的知识，预防疾病的发生。

3. 早期检查阶段

尽快识别、诊断和治疗处于疾病早期的个体，减轻身心痛苦。

4. 临床疾病阶段

运用护理知识和技能帮助疾病中的个体解除痛苦和战胜疾病；给予濒死者必要的安慰和支持。

5. 疾病恢复阶段

帮助解决个体出现的健康问题，减少残障的发生，或帮助残障者进行功能锻炼，从活动中获得自信，把残疾损害降到最低限度，提高健康水平。

在尊重人的需要和权利的基础上，提高人的生命质量是护理的目标，并通过"促进健康，预防疾病，恢复健康，减轻痛苦"来体现。护理的最终目标不仅是维护和促进个人、家庭、社会高水平的健康，而是最终提高整个人类社会的健康水平。

（二）护理学的研究和工作范围

1. 护理学基础知识和技能

护理学的基本概念和理论、基础护理措施的原理和方法以及基本和特殊护理技术操作是护理实践的基础，如饮食护理、病情观察、排泄护理、临终关怀等。

2. 临床专科护理

以护理学及相关学科理论为基础，结合临床各专科患者的特点及诊疗要求，为患者进行身心整体护理。如内科护理、外科护理、妇科护理、儿科护理、急救护理、康复护理等，以及专科护理技能操作。

3. 护理交叉学科和分支学科

随着现代科学的高度分化和广泛综合，护理学与自然科学、社会科学、人文科学等多学科相互渗透。在理论上相互促进，在方法上相互启迪，在学术上相互借用，形成许多新的综合型、边缘型的交叉学科和分支学科，如护理心理学、护理教育学、护理管理学、护理伦理学、护理美学及老年护理学、社区护理学、急救护理学等，从而在更大范围内促进了护理学的发展。

4. 不同人群的护理

社会对护理的需求不仅仅局限于在医院为个人提供护理服务，护理还要在不同场所、不同人群中发挥作用。例如，社区护理、职业护理，学校和托幼机构的护理与预防疾病，促进儿童生长发育，为有特殊心理、行为问题的儿童和家庭提供帮助，这些领域也是护理工作和研究的重要方面。

5. 护理教育

护理教育一般分为基本护理教育、毕业后护理教育和继续护理教育 3 大类。护理教育是以护理学和教育理论为基础，培养合格实践者，是保证护理专业适应未来需要的基础。护理教育活动包括制定教育培养方向、制定各种层次教育项目的培养目标、设置和实施教学计划、教学评价、研究教与学的方法、学生能力培养、教师队伍建设等内容。

（三）护理管理

运用管理学的理论和方法，对护理工作的诸要素——人、物、财、时间、信息进行科学的计划、组织、指挥、协调和控制，以提高护理工作的效率和效果以及质量。

（四）护理科研

护理研究对护理学知识体系的发展有深远的影响。运用观察、科学实验、调查分析等方法揭示护理学的内在规律，促进护理理论、知识、技术的更新。护理人员有责任通过科学研究的方法推动护理学的发展。

总之，随着科学技术的进步和护理科研创作的开展，护理学的内容和范畴将不断丰富和完善。

二、护理工作方式

（一）功能制护理

功能制护理方式始于 20 世纪 30 年代，依据生物－医学模式将护理工作的内容归纳为处理医嘱、打针发药、生活护理等若干项，机械地分配给护理人员，护士被分为"巡回护士""治疗护士""办公室护士"等。优点：护士分工明确，易于组织管理，节约时间，节省人力；缺点：为患者提供的各种护理活动相互分离，呈间断性，护士与患者交流机会少，较难掌握患者的心理、社会需求的全面情况，易致护士倦怠，难以发挥护士的主动性和创造性。

（二）责任制护理

责任制护理是在 20 世纪 70 年代医学模式转变过程中发展起来的。由责任护士和辅助护士按护理程序对患者进行系统的整体护理。其结构是以患者为中心，患者从入院到出院期间的所有护理始终由一名责任护士实行 8 h 在岗、24 h 负责制。责任护士以护理程序为基本工作方法，对所护理的患者及其家庭进行生理、心理和社会的全面评估，制定护理计划和实施护理措施，并评价护理效果。责任护士不在岗时，由辅助护士按责任护士的计划实施护理。优点：护士责任明确，能全面了解患者情况，为患者提供连续、整体、个别化的护理；调动了护士的积极性，增强了责任心；密切了护患关系；有利于护理工作从从属地位上升为独立工作体系。缺点：此种护理需较多高水平的责任护士；护士间不了解各自患者的情况，易造成责任护士间的距离感，工作繁忙时，难以互相帮助；同时，护士需负较大的责任，因而带来一定的压力。

（三）系统化整体护理

近年来，我国一些大医院结合临床实际开展了系统化整体护理模式。这种模式的宗旨是：以患者为中心，以现代护理观为指导，以护理程序为方法，将临床护理与护理管理的各个环节系统化。其特点是首先建立指导护理实践的护理哲理，制定以护理程序为框架的护士职责条文和护士行为评价标准，确定病房护理人员的组织结构，建立以护理程序为核心的护理质控系统，编制标准护理计划和标准健康教育计划，设计贯彻护理程序的各种护理表格。在此基础上，以小组责任制的形式对当班患者实施连续的、系统的整体护理。优点：此护理方式提出了新型护理管理观，强调一切护理手段与护理行为均应以增进患者健康为目的，增强了护士的责任感，同时，标准化护理表格的使用减少了护士用于文字工作的时间，护士有更多的机会与患者交流，提供适合患者身、心、社会、文化等需要的最佳护理。缺点：亦需较多的护理人员，且各种规范表格及标准计划的制定有一定难度。

不同的护理工作方式各有利弊，在护理学的发展历程中都起了重要作用，在临床护理实践中交错使用。

（四）其他护理方式

1. 个案护理

20 世纪 80 年代末，西方一些国家为控制患者的治疗护理费用，采取了缩短住院日、将康复期患者及早转入社区等健康服务机构的措施。一名护士护理一位或几位患者，即由专人负责实施个体化护理。该方式适用于抢救患者或某些特殊患者，也适用于临床教学需要和社区患者的管理。优点：责任明确，可对患者实施全面、细致的护理，满足其各种需要，同时可显示护士个人的才能，满足其成就感；有效利用了财力和物力，患者能较好地应对从医院到社区的转换过程。缺点：个案管理者需要进一步接受培训，对护士的要求较高，耗费人力，不适合所有的患者。

2. 小组护理

小组护理起源于 20 世纪 50 年代的一些西方国家，其目的是为患者提供可观察的、连续性的护理，即以小组的形式对患者进行护理，小组成员由不同级别的护理人员组成，在组长的计划、指导下共同参与并完成护理任务，实现确定的目标。每组通常由 3～4 名护士负责 10～12 位患者。优点：能发挥各级护理人员的作用，较好地了解患者需要，因人施护，弥补功能制护理之不足。同时，小组成员彼此合作，分享成就，可维持良好的工作气氛。缺点：护士的个人责任感相对减弱，且小组成员之间需花费较多时间互相交流。

综上，各种护理工作方式都有自己的优缺点，医院和病房需根据各自现有的条件，包括护士的人数、护理队伍的知识水平和工作能力、患者的具体情况等因素选择适合本单位的护理方式，其根本目的是以整体人为中心，为护理对象提供尽可能优质、高效、低费用的护理服务。

第二章

护理工作方法

第一节　系统化整体护理

系统化整体护理是于 20 世纪 90 年代早期发展的一种新的护理模式，是以现代护理观为指导，以护理程序为核心，将临床护理服务与护理管理科学地结合起来，按照护理程序的科学工作方法，以患者为中心，为患者解决问题，系统地实施整体的临床护理组织管理模式。

一、系统化整体护理产生和发展

20 世纪 70 年代，世界范围内的医学思想发生了巨大的变化，世界卫生组织对健康赋予了新的含义，而生物-心理-社会医学模式的诞生，使以疾病为中心的护理模式向以患者和人的健康为中心的系统化整体护理转变。1994 年，护理博士袁剑云教授将系统化整体护理引入我国。自此，我国护理界掀起了一场改革的浪潮——从功能制护理向系统化整体护理转变。它是一项提高护理质量、改善护士形象，促进护理事业发展的新举措。系统化整体护理在我国的发展大致经历了以下 3 个阶段。

（一）引进学习阶段

1994 年，在卫生部医政司和中华护理学会的协助下，袁剑云博士先后在北京、上海、山东等十多个省市举办"系统化整体护理与模式病房建设"研习班，帮助大家学习和理解系统化整体护理的内涵和实质。

（二）模式病房试点阶段

受过培训的护理管理者及护理骨干们回院后纷纷以不同方式、

最快的速度宣传、推广系统化整体护理。1995－1996 年整体护理模式病房的试点工作在全国各大医院相继开展起来。

（三）模式病房全面推广阶段

模式病房的试点工作取得了显著成效后，卫生部加大了对模式病房建设的支持。卫生部还成立了全国整体护理协作网及全国整体护理专家指导组，对具体工作进行指导，以确保整体护理推广工作的顺利进行。

二、系统化整体护理的内涵

系统化整体护理是以现代护理观为指导，以护理程序为核心，将护理临床业务和护理管理的各个环节系统化的工作模式。其核心是护理程序，以"整体性、系统化"为基础，为患者解决问题。

（一）整体性

狭义的整体性是指护理应把服务对象视为生物的、社会的、文化的、发展的人，强调以"人"为中心，护理就是要解决人的整体的健康问题。广义的整体性是指护理专业的整体性，指护理行政与业务、护理管理与品质保证、护理教育与研究以及临床护理业务等各个环节都应紧密联系，相互配合，协调一致，以保证整体护理水平的提高。其内涵包括以下 4 点：①应把患者视为一个整体。②把人的一生视为一个整体。③把社会中所有的人视为一个整体。④把护理制度、护理管理、服务质量、护士素质等视为一个整体。

（二）系统化

护理本身是由一些相互关联和相互作用的部分组成的一个系统的整体。护理业务和护理管理的各个环节、护理程序的各个步骤及护理人员之间的沟通网络的协调一致，连续且环环相扣的完整统一。"系统化"可分 3 个层次来理解。第 1 个层次是临床的工作上，"护理程序"必须系统化，护士对每个工作环节都要做到以护理程序为框架，环环相扣。第 2 个层次是在医院管理上系统化，在确立护理管理制度、护理职责与护士行为考核标准、考虑护理人员调配与组织、进行护理质量评价等方面都应以护理程序为框架。第 3 个层次是在实施系统化整体护理时，为使中国护理改革向前推进，必须实现国家政策法规和各级行政管理方面的系统化，包括国家层面、省市层面、机构层面和个人层面。

三、系统化整体护理的影响

（一）转变了护士单纯执行医嘱的从属地位

系统化整体护理是以护理程序为核心，护理程序包括评估、诊断、计划、实施和评价 5 个步骤。它的出现标志着护理人员从单纯的"操作者"转变为"思考者"。实施整体护理后，护士有了自己的护理诊断，有了自己的工作模式——护理程序，除了执行医嘱外，可以把更多的时间用于患者的诊断和健康问题的解决上。

（二）将健康教育纳入护士的日常工作，密切了护患关系

系统化整体护理要求护理人员把健康教育贯穿于护理操作的全过程。通过健康教育使护理人员更好地了解患者，正确地评估、照顾患者，建立良好的护患关系。

（三）规范了护理表格，便于评价护理效果

系统化整体护理以护理程序为框架设计各种护理表格，如患者入院评估表、健康教育表、住院评估表等。每一份表格都有自己的作用，各表相互联系，环环相扣，它不仅详细地记录了患者住院期间的护理全过程，及时准确地反映了患者情况，而且在护理记录中把患者的问题、护理措施与结果评价联系起来，体现了患者经护理后的最终效果。

四、责任制护理与系统化整体护理异同点

（一）共同点

责任制护理与系统化整体护理均以现代护理观为指导，按照护理程序的理论与方法开展工作。它们强调护士不是被动的执行者，而是主动的思想者；护士应对患者负责，而不是仅对医师负责；护理不是单纯的技术操作和疾病护理，而是涉及生理、心理、社会等各层面的整体护理；恢复健康的过程不是医护人员单方面的活动，而是医护及其亲属共同参与和合作的活动过程。

（二）区别点

1. 责任制护理具有以下特点

强调责任护士应由业务水平高、临床经验丰富的护士承担；强调对患者的护理应有连续性。

2. 系统化整体护理具有以下特点

认为每个护士都可以做责任护士；重视健康教育，视护理为护患合作性活动；采用标准化护理表格，以减少护士用于病历书写工作时间。

第二节　临床护理路径

临床护理路径是一种科学高效的医学护理管理模式，是综合多学科的医疗护理管理计划，属于临床路径的范畴。临床护理路径和临床路径两者是相辅相成的，对临床路径的全面理解和学习能更好地促进对临床护理路径的掌握。

一、临床路径

临床路径的概念最早起源于美国。20 世纪 70 年代早期，美国由于高速发展的医疗技术，和政府服务项目收费的医疗体制，及不断增加的慢性疾病患者和老年人口等因素，导致医疗高费用和健康服务资源的不适当利用。美国政府为了减缓医疗费用的增长，采用了一系列控制医疗资源适当利用的措施。在工业生产中应用广泛的关键路径技术遂被引入到临床工作中，临床路径由此诞生。其基本原则是根据疾病严重程度的标准和医疗护理强度的标准，政府根据相应的疾病只对医院提供的适当的临床健康服务项目补偿医疗费用，以调控医院临床服务的适当性，控制过度利用。其基础是由耶鲁大学研发的"诊断关联群（DRGS）"。因此，医院只能改变内部结构和运作方式，不断寻求提高医院的营运效率，提高医疗服务质量，降低医疗成本的方法。

临床路径是经过医护人员仔细地调查、核准，经医疗专家科学论证并经多学科组成员共同商讨制定的疾病康复路径，是针对某一个病种（或手术），以时间为横轴，以入院指导、诊断、检查、治疗、护理、教育和出院计划等手段为纵轴，制订标准化的治疗护理流程（临床路径表）。它以缩短平均住院日、减少医疗费用支出、节约医疗资源为目的，增强了诊疗活动的计划性，从而有效地降低医疗成本和有效运用资源；同时也有利于医疗服务质量的控制和持续改进。

医院在拥有领导的重视和支持，并做好充分的思想动员与培训后，方可开展临床路径。开展临床路径应遵循以下步骤。

（1）充分尊重患者的意见。

（2）选择要推行的疾病或手术。

（3）选择开展临床路径的团队人员。

（4）制定临床路径图。

（5）确定预期目标、建立评价标准。

（6）资料的收集与记录。

（7）阶段评估与分析。

随着中国医疗卫生事业的发展，以患者为中心的整体医疗与整体护理正在作为一种先进的服务理念广为应用。我国已于2009年12月试点启动临床路径，2010年1月至2011年10月组织开展试点实施，现已完成了评估总结工作，获得了丰富的经验。

二、临床护理路径

临床护理路径是患者住院期间的护理模式，是有计划、有目的、有预见性的护理工作。它通过依据每日护理计划标准，为患者制定从入院到出院的一整套医疗护理整体工作计划和健康教育的路线图或表格，使护理工作更加标准化、规范化。

（一）临床护理路径的产生和发展

1985年，美国波士顿新英格兰医疗中心的护士 Karen Zander 和助手们最先运用护理程序与工业中关键路径的概念。之后，临床护理途径（CNP）逐渐在欧美等国家地区得以应用和推广，到

20 世纪 80 年代末，CNP 已经成为美国开发的护理标准化工具。虽然 CNP 已于 20 世纪 90 年代传入中国大陆，但直到 2002 年在北京召开了"临床路径研讨会"后，临床路径才开始应用于医疗护理服务。随着 CNP 在国内许多医院不断推广和研究，CNP 作为医院医疗质量与服务质量管理改革的一项重要工具，已取得了明显的效果。

（二）临床护理路径的实施

1. 临床护理路径的制订

临床护理路径是指导临床护理工作的有效工具，它的制订必须满足以下条件。

（1）体现以患者为中心的原则。

（2）由多学科组成的委员会共同制订护理路径。

（3）以取得最佳护理效果为基本水准。

（4）依据现有的国际、国内疾病护理标准。

（5）有委员会签署发布的文字资料，能结合临床实践及时予以修改。

（6）由委员会定期修订，以保证符合当前的护理标准。

2. 临床护理路径的内容

临床护理路径通常包括：查看前一日护理路径记录、实验室检查，实施治疗护理措施、用药、饮食、健康教育等。

3. 临床护理路径的步骤

（1）患者入院后由主管医生、责任护士对患者进行评估，建立良好的护患关系，解释 CNP 的有关内容、目的和注意事项等，患者和家属同意实施后与之签订知情同意书。

（2）护理小组长协同责任护士 24 h 内制订护理计划。

（3）CNP 护理篇放于护理病历中，便于当班护士按照 CNP 上的参考时间落实措施，将 CNP 患者篇悬挂于床尾，告知患者在各时间段医师和护士将要为他们做的治疗和护理。

（4）护理小组长按每阶段内容认真执行和评估，病区医生、护士共同参与 CNP 实施，并得到科主任的指导。

（5）护士长通过每天的护理查房以督查是否达到预期目标并进行指导。科护士长也会不定时检查与指导。对不能达到预期目标者，质量控制小组人员共同分析，给予修改、补充或重新制订护理计划和措施，完善和更新CNP。

（6）出院前护士长对CNP成效指标进行总结评价。

（三）临床护理路径的作用

临床护理路径（CNP）作为一种提高医疗护理质量，降低医疗护理成本的全新医疗护理服务模式，现已受到越来越多的医院管理者和医护人员的青睐。

临床护理路径主要有以下几个作用。

1. 有利于健康教育的规范化，显著地提高护理效果

CNP实施之后，使护士有更多的时间深入病房，按设置好的程序有序执行，保证临床护理工作持续改进和提高，使健康教育做到有章可循，明显提高了整体护理质量。和以往对患者单纯的灌输式的单一教育不同，临床护理路径教育方式是通过个别指导、讲解、操作示范、观看录像等方法，使健康教育模式向多向式交流转化。

2. 有利于提高患者的生活质量

CNP的制订须遵循以患者为中心的原则，在具体的临床工作中护理人员也应以患者为中心指导、协调护理工作。临床护理路径以严格的时间框架为指导，使患者明确自己的护理目标，充分尊重了患者的知情权和监督权。不同的护理人员在临床护理路径的帮助下也能很好地交流、传递信息，保证患者的护理工作的延续性。

3. 有利于护理工作的标准化，提高护理质量

临床护理路径是经多学科委员会审定的科学、实用、表格化的护理路线图。护理人员有预见性、计划性、主动性、连续性地实施护理，帮助患者以最快的速度完成各项检查、诊疗，掌握好相关健康知识，对疾病发展、转归、预后进一步了解，使患者变被动为主动地配合治疗和护理，并能有效地减少护理疏漏。CNP

使记录简单、一目了然，减少了护理文件书写记录的时间，护士有更多的时间，按设置好的程序有序执行。CNP克服了部分护理人员知识的缺陷，有章可循，明显提高了整体护理质量。

4. 有利于增强医护人员团结协作精神

CNP让护理人员能够全面、准确地观察患者病情，能及时向医师提供患者的全面、准确分析的信息，从而减少不必要的医疗处置，避免资源浪费，同时减少病患住院时因医护人员处理程序不同而产生的各种变异情况。医护人员团结协作精神得到增强，保证了患者住院期间医护工作的连续性和协调性，从而提高了服务质量和工作效率。

5. 有利于有效地减少护理差错，提高患者对医院工作满意度

CNP可使单病种的诊疗过程更加标准化、规范化、程序化，医务人员可以按照规程指导为患者提供医疗服务，以此来规范医疗行为。由于患者在住院期间能得到最有效、最有利的医疗护理服务，因此在很大程度上能杜绝护理人员由于遗忘或个人疏忽造成的护理差错，从而避免医疗纠纷或医疗事故的发生。

CNP已在我国很多地区进行了尝试，不少患者在其中接受人性化的护理服务，能真切感受到护士的关爱与亲情，无论从生理还是心理上均能使其获得极大的满足感和安全感，充分体现了"以人为本"的护理内涵。

三、变异的处理

患者在住院期间不一定完全都能按照预先设计好的路径接受诊疗和护理，个别患者在假设的标准中出现偏差或在沿着标准临床路径接受医疗照护的过程中有所变化的现象称为变异。

根据引起变异因素的来源不同，临床路径研究人员将变异分为3类，即与医院系统相关的变异、与医务人员相关的变异和与患者相关的变异。

一旦出现负性变异，医务人员应迅速科学而全面地分析变异原因，并结合客观实际，找出解决变异的最佳措施，不断修改及完善临床路径，从而积累经验。变异处理的成效如何，很大程度

上取决于所有医疗服务人员对变异的认识和接受程度以及医院各个系统和部门的合作与协调。需特别强调的是，对于变异的处理应因人而异、因地制宜，任何情况下都不能偏离科学的论据与论断，只有这样，才能使临床路径得到不断的完善和发展。

第三节　循证护理

循证护理是 20 世纪 90 年代受循证医学影响而产生的一种新的护理理念，直译为"以证据为基础的护理"，Muhall 将其定义为"护理人员在计划其护理活动中，将科研结论与临床经验、患者需要相结合，获取实证，作为临床护理决策的过程"。

一、循证护理的产生与发展

循证护理的产生源于循证医学。1991 年，加拿大 Mc-Master 大学的内科医学 Guyatt 博士在前人的基础上最先提出了"循证医学"这一术语。同校的大学护理系 Alba Dicenso 教授最早将循证医学应用于护理工作，提出循证护理的概念，之后其观点迅速得到了广泛的关注和研究。循证护理在 20 世纪 90 年代迅速兴起和发展，主要得益于两个条件：信息与网络技术的发展和政府的重视。

循证护理是 20 世纪 90 年代伴随着循证医学的发展而产生的一种护理新理念、新概念、新观点和新思维。如今循证观念正在向许多其他学科渗透，其中循证护理既是循证医学的重要组成部分，又是独立的实践与研究领域，已引起世界上许多国家的重视。循证护理是护理人员在计划其护理活动过程中，将科研结论与临床经验、患者需求相结合，获得实证，作为临床护理决策依据的过程。

随着中国护理事业的发展，临床护理、护理科研和护理教育体系不断完善，以实证为基础的循证护理已经开始受到学术界和临床护理工作者的高度重视。因此，积极探讨循证护理实践与研究，提出切实可行的对策，对促进中国循证护理的运用和发展，提高护理质量具有重要意义。

二、循证护理的概念与内涵

（一）概念

循证护理又称实证护理或以证据为基础的护理，其定义为慎重、准确、明智地应用当前所获得的最佳的研究依据，并根据护理人员的个人技能和临床经验，考虑患者的价值、愿望与实际情况，将三者结合起来制订出完整的护理方案。其核心是运用现有最新最好的科学证据为服务对象提供服务，即以有价值的、可信的科学研究结果为证据，提出问题，寻找实证，并且运用实证，对患者实施最佳的护理。

（二）内涵

循证护理包含 3 个要素：①可利用的最适宜的护理研究依据。②护理人员的个人技能和临床经验。③患者的实际情况、价值观和愿望。护理人员在制订患者的护理计划时应将这 3 个要素有机地结合起来，树立以科学研究指导实践、以科学研究带动实践的观念，促进护理学科的发展。同时，专业护理人员的经验积累也是护理实践不可缺少的财富。整体护理的中心理念是以患者为中心，从患者的实际情况出发，这同样也是循证护理的基本出发点，如果只注重统一化的所谓最佳行为，就会忽视个体化的护理。

三、循证护理的实践程序

（一）实践循证护理的原则

循证护理的操作原则是根据可靠信息决定护理活动，实践循证护理应遵循的原则包括以下几点。

（1）根据有关护理信息提出相应问题。

（2）根据最优资料和临床资料，搜索最佳证据。

（3）评价各种证据的科学性和可靠性。

（4）结合临床技能和患者的具体特点，将证据应用于临床实践。

（5）评价实践后的效果和效率并进行改进。

（二）循证护理的实践程序

一个完整的循证护理程序是由 5 个基本步骤组成：①确定临床护理实践中的问题。②检索有关文献。③分析与评价研究证据。④应用最佳证据指导临床护理实践。⑤实践反馈，对应用的效果进行评价。

（三）循证护理应用方法举例

根据临床问题和情况，按照循证护理程序的实践步骤进行实施，举例如下。

例：对创伤性骨折患者出现患肢肿胀、疼痛问题进行循证护理实践。

1. 确定问题

多数创伤性骨折患者急诊入院时患肢肿胀明显，疼痛难忍，治疗上通常静脉滴注 20％甘露醇或 β-七叶皂苷钠，5～7 d 肿胀消退方可进行手术，不仅增加了患者的经济负担和护理人员工作量，也影响到病房床位周转。

2. 检索证据

查阅相关资料，获得具体检索结果。

3. 分析、评价证据

冷疗可以使局部创面迅速降温，并可抑制组胺类炎性递质的释放，抑制微血管的通透性，减轻水肿，抑制高代谢，使局部温度降低到皮肤疼痛阈值下，从而有效缓解肿胀与疼痛。

4. 应用证据

对急性创伤（伤后 24～48 h），患肢明显肿胀，疼痛但末梢循环良好的患者进行冷疗，同时可将患肢抬高 15°～20°角，观察肿胀消退及末梢血运情况。

5. 评价护理效果

患肢 2 天后明显消肿，疼痛减轻，第 3 天可以进行手术。

四、循证护理对护理工作的促进

（一）促进护理科研成果在临床中的应用

循证护理的过程中，护理人员在临床实践中查找期刊资料和网络资源的同时，也运用了相关问题的先进理念和科研成果，这些科研成果又在临床实践中得到验证推广及修正，并再次用于指导临床护理实践。

（二）促进护理人员知识更新及科研水平的提高

循证护理是科学指导护理实践的方法，使以经验为基础的传统护理向以科学为依据的现代护理发展。在循证护理实践时，护理人员要打破基于习惯轻视研究的传统，这就要求护理人员具备扎实的医学知识、专业技能和临床护理知识，不断提高和丰富自己的专业水平，完善自身知识结构，才能准确把握，圆满完成护理任务。

（三）改进护理工作效率，提高护理服务质量

推行循证护理能提高临床护理工作质量和卫生资源配置的有效性。将证据应用于临床护理实践，可以避免一些不必要的工作步骤，一些低效率的操作也能被经过实践证明更有效的操作所取代，同时还可以减少不必要的试验性治疗。因此，花费在低效率操作和试验性干预上的时间和费用就可大大缩减，使护理实践工作在效率和效益两方面受益。

（四）促进护患关系的改善

循证护理改变了以往医护人员掌握主动权而患者只能被动接受治疗护理的传统观念，要求护理人员有义务和责任将收集、获取的信息、证据告知患者及家人，使其了解当前有效诊疗方法、不良反应及费用等，护患双方相互交流互动，使患者及家人根据自己的意愿和支付能力酌情进行选择，增强了患者自我意识和能力，有利于获得患者及亲属的信任，达到最佳护理效果。因此，循证护理使传统的护患关系发生了质的变化。

（五）循证护理促进护理学科的发展

许多护理手段停留在约定俗成的习惯与经验阶段，缺乏科学

依据。循证护理理念的出现打破了传统的思维和工作模式，为护理学的发展指明了方法论，使临床护理发展科学化，它以科学的方式促使经验向理论升华，从而促进了护理学科的发展。

（六）具有很大的经济学价值和法律意义

循证护理的理念是将科学与技术结合起来，为成本-效益提供依据，有利于节约资源，控制医疗费用的过快增长，具有经济学价值。此外，循证护理是通过正确利用及分析大量的临床资料来制定护理决策的，在此基础上进一步做出判断以指导临床各项治疗、护理措施，这一过程有着严格的事实依据。在法律规范日臻完善和患者维权意识日益增强的今天，将循证护理运用于临床不失为临床护理人员维护患者利益和保护自身合法权益的有力的措施。

循证护理是 20 世纪 90 年代护理领域中兴起的新观点、新思维，这个观念同整体性护理一样，应渗透到护理的各个领域，一旦为护理人员所认同和接受，将使护士行为产生巨大的转变。

第三章

护理程序

第一节 概 述

一、护理程序的概念与发展史

护理程序即护士在为护理的对象提供护理照顾时所应用的工作程序，是一种系统地解决护理问题的方法。1955 年，美国护理学家 Lydia Hall 首先提出了护理程序一词，她认为护理工作应按照一定的程序进行。之后，Johnson、Orlando 等专家对护理程序进行进一步阐述，并提出护理程序的三步骤模式。至 1967 年，护理程序发展为 4 个步骤，即评估、计划、实施、评价。1973 年，北美护理诊断协会成立，许多专家认为护理诊断应作为护理程序的一个独立步骤，由此，护理程序发展为目前的 5 个步骤，即评估、诊断、计划、实施和评价。

二、护理程序的基本过程及相互关系

护理程序由评估、诊断、计划、实施和评价 5 个步骤组成，是一个动态的、循环往复的过程，这 5 个步骤又是相互联系、相互促进和相互影响的（图 3-1）。

（一）评估

评估是护理程序的第 1 步，是采取各种方法和手段收集与护理对象的健康相关的资料，包括护理对象过去和现在的生理、心理、社会等方面的资料，并对资料进行分析和整理。

（二）护理诊断

对通过评估获得的资料进行分类，经过综合分析，确认护理对象存在的问题，即确定护理诊断。

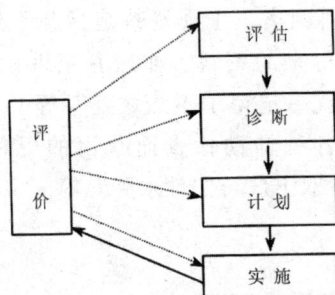

图 3-1　护理程序各步骤关系图

（三）计划

根据护理诊断拟定相应的预期护理目标，制定护理措施，并将其以规范的形式书写出来。

（四）实施

实施是将护理计划落实于具体的护理活动的过程。

（五）评价

根据护理活动后产生的护理效果，对照预期目标进行判断，确定目标达到的程度。

第二节　护理程序的步骤

一、评估

评估是指有组织地、系统地收集资料并对资料的价值进行判断的过程。评估是护理程序的第一步，也是护理程序的最基本的一步和非常关键的一步，是做好护理诊断和护理计划的先决条件。收集到的资料是否全面、准确将直接影响护理程序的其他步骤。因此，评估是护理程序的基础。

（一）收集资料

1. 资料的分类

护理评估所涉及的资料依照资料来源的主客体关系，可分为主观资料和客观资料两类。主观资料是指源于护理对象的主观感觉、经历和思考而得来的资料。如患者主诉："我头晕、头痛""我感觉不舒服""我一定得了不治之症"等。客观资料是指通过观察、体格检查或各种辅助检查而获得的资料。如"患者体温39 ℃，寒战""患者双下肢可凹性水肿"等。

2. 资料的来源

（1）患者本人。

（2）患者的家庭成员或与护理对象关系密切的人：如配偶、子女、朋友、邻居等。

（3）其他健康保健人员：医师、护士、营养师等人员。

（4）既往的病历、检查记录：通过对既往健康资料的回顾，及时了解护理对象病情动态变化的信息。

（5）文献资料：通过检索有关医学、护理学的各种文献，为基础资料提供可参考的信息。

3. 资料的内容

收集的资料不仅涉及护理对象的身体情况，还应包括心理、社会、文化、经济等方面。

（1）一般资料：包括姓名、性别、年龄、民族、职业、婚姻状况、受教育水平、家庭住址、联系人等。

（2）现在健康状况：包括此次发病情况、目前主要不适的主诉及目前的饮食、营养、排泄、睡眠、自理、活动等日常生活形态。

（3）既往健康状况：包括既往患病史、创伤史、手术史、过敏史、既往日常生活形态、烟酒嗜好，护理对象为女性时还应包括月经史和婚育史等。

（4）家族史：家庭成员是否有与护理对象类似的疾病或家族遗传病史。

（5）护理对象体检的检查结果。

（6）实验室及其他检查结果。

（7）护理对象的心理状况：包括对疾病的认识和态度、康复的信心、病后精神、行为及情绪的变化、护理对象的人格类型、对应激事件的应对能力等。

（8）社会文化情况：包括护理对象的职业及工作情况、目前享受的医疗保健待遇、经济状况、家庭成员对疾病的态度和对疾病的了解、社会支持系统状况等。

4. 收集资料的方法

（1）交谈法：护理评估中的交谈是一种有目的、有计划的交流或谈话。通过交谈，一方面可以获得有关护理对象的资料和信息，另一方面可以促进护患关系的发展，有利于治疗与护理工作的顺利进行，还可以使护理对象获得有关病情、检查、治疗、康复的信息。

（2）观察法：运用感官获得有关信息的方法。通过观察可以获得有关护理对象的生理、心理、社会、文化等多方面的信息。

（3）身体评估：是指护士通过视、触、叩、听等体格检查技术，对护理对象的生命体征及各个系统进行全面检查，收集有关护理对象身体状况方面的资料。

（4）查阅：指通过查阅医疗病历、护理病历、各种实验室及其他辅助检查结果，获取有关护理对象的资料。

（二）整理资料

1. 资料的核实

（1）核实主观资料：主观资料常常来源于护理对象的主观感受，因此，难免会出现一定的偏差，如患者自觉发热，而测试体温时却显示正常。核实主观资料不是对护理对象不信任，而是核实主、客观资料相符与否。

（2）澄清含糊的资料：如果在资料的收集整理过程中发现有些资料内容不够完整或不够确切时，应进一步进行搜集和补充。

2. 资料分类

（1）按马斯洛的需要层次理论分类：将收集到的各种资料按照马斯洛的 5 个需要层次进行分类。分别对应于生理需要、安全需要、爱与归属需要、尊敬与被尊敬需要和自我实现的需要。

（2）按人类反应型态分类：北美护理诊断协会（NANDA）将所有护理诊断按 9 种型态分类，即交换、沟通、关系、赋予价值、选择、移动、感知、认识、感觉/情感 9 种。收集到的资料可以按此方法进行分类。

（3）按 Majory Gordon 的 11 个功能性健康型态分类。Majory Gordon 将人类的功能分为 11 种型态，即健康感知—健康管理型态；营养—代谢型态；排泄型态；活动—运动型态；睡眠—休息型态；认知—感知型态；自我认识—自我概念型态；角色—关系型态；性—生殖型态；应对—应激耐受型态；价值—信念型态。此分类方法通俗易懂，便于临床护士掌握，应用较为广泛。

（三）分析资料

1. 找出异常所在

分析资料时应首先将收集到的患者相关资料与正常人体资料进行对照，发掘其中的差异，这是进行护理诊断的关键性的前提条件。因此，需要护理人员能熟练运用医学、护理学及人文科学知识，具备进行综合分析判断的能力。

2. 找出相关因素和危险因素

通过对资料的分析比较后，能够发现异常所在，但这只是对资料的初步分析，更重要的是要对引起异常的原因进行进一步的判断，找出导致异常的相关因素和危险因素，为后期进行护理计划的制订提供依据。

（四）资料的记录

资料的记录格式可以根据资料的分类方法不同和各地区的特点自行设计。但资料的记录应遵循以下几个原则。

（1）资料要客观地反映事实情况，实事求是，不能带有主观判断和结论。

（2）资料的记录要完整，并遵循一定的书写格式。

（3）要正确使用医学术语进行资料的记录。

（4）语言简明扼要，字迹清楚。

二、护理诊断

根据收集到的资料进行护理诊断是护理程序的第二步，也是专业性较强，具有护理特色的重要一步。护理诊断一词源于 20 世纪 50 年代，Virginia Fry 首先在其论著中提出。1973 年，美国护士协会正式将护理诊断纳入护理程序。北美护理诊断协会（NAN-DA）对护理诊断的发展起了重要的推动作用。目前使用的护理诊断定义就是 1990 年 NANDA 提出并通过的定义。

（一）护理诊断的定义

护理诊断是关于个人、家庭、社区对现存的或潜在的健康问题或生命过程的反应的一种临床判断，是护士为达到预期结果选择护理措施的基础，这些预期结果是应由护士负责的。

（二）护理诊断的组成

NANDA 的每个护理诊断均由名称、定义、诊断依据和相关因素 4 部分组成。

1. 名称

名称是对护理对象健康状态或疾病的反应的概括性描述，一般可用改变、减少、缺乏、缺陷、不足、过多、增加、功能障碍、受伤、损伤、无效或低效等特定术语来描述健康问题，但不能说明变化的程度。根据护理诊断名称的判断，可将护理诊断分为 3 类。

（1）现存的：是对个人、家庭或社区的健康状况或生命过程的反应的描述。如"体温过高""焦虑""疼痛"等。

（2）有……危险的：是对一些易感的个人、家庭或社区对健康状况或生命过程可能出现的反应的描述。此类反应目前尚未发生，但如不及时采取有效的护理措施，则可能出现影响健康的问题。因此，要求护士要有预见性，能够预测到可能出现的护理问题。如长期卧床的患者存在"有皮肤完整性受损的危险"，移植术后的患者"有感染的危险"等。

（3）健康的：是对个人、家庭或社区具有加强健康以达到更高水平健康潜能的描述。健康是生理、心理、社会各方面的完好状态，护理工作的任务之一是促进健康。健康的护理诊断是护士为健康人群提供护理时可以使用的护理诊断。如"执行治疗方案有效"等。

2. 定义

定义是对护理诊断的一种清晰、准确的描述，并以此与其他护理诊断相区别。每个护理诊断都有其特征性的定义。如"便秘"是指"个体处于一种正常排便习惯发生改变的状态，其特征为排便次数减少和（或）排出干便、硬便"。

3. 诊断依据

诊断依据是做出该诊断的临床判断标准。诊断依据常常是患者所应具有的一组症状和体征以及有关病史，也可以是危险因素。诊断依据有 3 种，第 1 种称"必要依据"，即做出某一护理诊断时必须具备的依据；第 2 种称"主要依据"，即做出某一诊断时通常需要存在的依据；第 3 种称"次要依据"，即对做出某一诊断有支持作用，但不一定每次做出该诊断时都存在的依据。3 种依据的划分不是随意的，而是通过严谨的科研加以证实的。

4. 相关因素

相关因素是指促成护理诊断成立和维持的原因或情境。相关因素包括以下几个方面。

（1）生理方面：指与患者的身体或生理有关的因素。

（2）心理方面：指与患者的心理状况有关的因素。

（3）治疗方面：指与治疗措施有关的因素。

（4）情境方面：即涉及环境、有关人员、生活经历、生活习惯、角色等方面的因素。

（5）成长发展方面：指与年龄相关的认知、生理、心理、社会、情感的发展状况，比单纯年龄因素所包含的内容更广。

（三）护理诊断的陈述方式

护理诊断的陈述包括 3 个要素，即问题、原因、症状与体征。主要有以下 3 种陈述方式。

1. 三部分陈述

具有诊断名称、相关因素和临床表现这 P、E、S 3 个部分，即 PES 公式，多用于现存的护理诊断。

2. 两部分陈述

只有护理诊断名称和相关因素，而无临床表现，即 PE 公式，多用于"有……危险"的护理诊断。

3. 一部分陈述

只有 P，这种陈述方式用于健康的护理诊断。

（四）医疗诊断与护理诊断的区别

1. 使用人员不同

医疗诊断是医师使用的名词，用于确定一个具体疾病或病理状态。护理诊断是护士使用的名词，是对个体、家庭或社区的现存的、潜在的健康问题或生命过程反应的一种临床判断。

2. 研究重点不同

医疗诊断侧重于对患者的健康状态及疾病的本质做出判断，特别是对疾病做出病因诊断、病理解剖诊断和病理生理诊断。护理诊断侧重于对患者现存的或潜在的健康问题或疾病反应做出判断。

3. 诊断数目不同

每个患者的医疗诊断数目较少，且在疾病发展过程中相对稳定，护理诊断数目常较多，并随患者反应不同而发生变化。

4. 解决问题的方法不同

医疗诊断做出后需通过用药、手术等医疗方法解决；而护理诊断是通过护理措施解决健康问题。

5. 适用对象不同

医疗诊断只适于个体情况，而护理诊断既适于个体，也适于家庭和社区人群。

（五）护理诊断与合作性问题的区别

对护理诊断，护士需要做出一定的处理以求达到预期的结果，是护士独立采取措施可以解决的问题；而合作性问题是护士需要与其他健康保健人员，尤其是与医师共同合作解决的问题。对于合作性问题，护理的措施较为单一，重点在于监测潜在并发症的发生。

（六）护理诊断的有关注意事项

（1）护理诊断的名称应使用 NANDA 认可的专业护理诊断名称，不允许随意编造。

（2）应用统一的书写格式。如相关因素的陈述，应统一使用"与……有关"的格式。再如，有关"知识缺乏"的护理诊断陈述格式应为"知识缺乏：缺乏……方面的知识"。

（3）陈述护理诊断时，应避免将临床表现误认为是相关因素。如"疼痛：胸痛：与心绞痛有关"的陈述是错误的，正确陈述应为"疼痛：胸痛：与心肌缺血缺氧有关"。

（4）贯彻整体护理观念。护理诊断应涉及患者的生理、心理、社会各个方面。

（5）避免价值判断，如"卫生自理缺陷：与懒惰有关""知识缺乏：与智商低有关"等。

三、护理计划

制定护理计划是护理程序的第 3 步。当对患者进行全面的评估和分析、做出护理诊断后，应根据患者的具体病情制定和书写护理计划。护理计划的制订体现了护理工作的有组织性和科学性。

（一）排列护理诊断的优先次序

当患者有多个护理诊断时需要对这些护理诊断进行排序，以便统筹安排护理工作。排序时要考虑护理诊断的紧迫性和重要性，把对患者生命和健康威胁最大的问题放在首位，其他的诊断依次排列。在优先顺序上将护理诊断分为以下 3 类。

1. 首要问题

首要问题是指会威胁患者生命、需要及时行动解决的问题。

2. 中优问题

中优问题是指虽不直接威胁患者生命，但也能造成身体上的不健康或情绪上变化的问题。

3. 次优问题

次优问题是指与患者此次发病关系不大，不属于此次发病的反应的问题。这些问题并非不重要，只是在安排护理工作时可以稍后考虑。

护理诊断的排序，并不意味着只有前一个护理诊断完全解决才进行下一个护理诊断，而是护理人员可以同时解决几个护理问题，只是把重点放在需要优先解决的首要问题上。

（二）制定护理目标

护理目标是指患者在接受护理后，期望其能达到的健康状态，即最理想的护理效果。

1. 护理目标的陈述方式

（1）主语：指护理对象，是患者，也可以是患者的生理功能或患者机体的一部分。

（2）谓语：即行为动词，指患者将要完成的内容。

（3）行为标准：即护理对象行为要达到的程度。

（4）条件状语：指主语完成某活动时所处的条件状况。

（5）时间状语：是指护理对象在何时达到目标中陈述的结果。

2. 护理目标的种类

（1）长期目标：是指需要相对较长的时间才能实现的目标。

（2）短期目标：是指在相对较短的时间内（几小时或几天）要达到的目标。

长期目标和短期目标在时间上没有明确的分界，有些诊断可能只有短期目标或长期目标，有些则可能同时具有长期目标和短期目标。

3. 制定护理目标时应注意的问题

（1）目标主语一定是患者也可以是患者相关的生理功能或身体的某一部分，而不是护士。

（2）一个目标中只能出现一个行为动词，否则评价时无法判断目标是否实现。

（3）目标应是可测量的、可评价的，其行为标准应尽量具体。

（4）目标应是护理范畴内的，且可通过护理措施实现的。

（5）目标应具有现实性、可行性，要在患者能力可及的范围内。

（三）制定护理措施

护理措施是帮助护理人员为达到预期目标所采取的具体方法。护理措施的制定是建立在护理诊断所陈述的相关因素基础上，结合护理评估所获得的护理对象的具体情况，运用知识和经验做出决策的过程。

1. 护理措施的类型

（1）依赖性的护理措施：即来自医嘱的护理措施，如遵医嘱给药等。

（2）相互合作的护理措施：是护士与其他健康保健人员相互合作采取的行动。如护士与营养师等共同协商患者的营养补充方案，以纠正患者出现的"营养失调：低于机体需要量问题"。

（3）独立的护理措施：指不依赖于医师的医嘱，护士能够独立提出和采取的护理措施。如护士通过音乐疗法或放松疗法缓解患者的疼痛问题等。在临床护理工作中，护理人员独立的护理措施很多，除一些常规的独立护理措施外，需要护士勤于思考和创新，用科学的方法探讨更多有效果的独立护理措施。

2. 制定护理措施的注意事项

（1）措施必须与目标相一致，即护理措施应是能实现护理目标具体护理活动。

（2）护理措施应具有可行性，应结合患者、工作人员和医院等的具体情况而制定。

（3）护理措施的制定要以保障患者的安全为前提，要符合伦理道德要求。

（4）护理措施应与其他医务人员的健康服务活动相协调。

（5）护理措施应以科学理论为指导，每项护理措施都应有依据。

（6）护理措施应具体而易于执行。

（四）验证护理计划

护理计划的制订过程中，尤其在实施之前，应对计划的具体内容进行不断验证，以确保措施的安全有效，且符合患者的具体情况。护理计划的验证可由制定者自己验证，也可由其他健康保健人员协助验证。只有护理计划经过反复验证，确保护理措施适合患者情况时，才可进入具体实施阶段。

（五）书写护理计划

护理计划制定后应作为一种医疗护理文件执行和保存。因此，护理计划书写应符合医疗护理文件书写的基本要求，以确保其能在医务人员之间相互沟通，促进教学、科研的发展进程，能提供护理质量检查依据，并具有法律效力。

四、实施

实施是护理程序的第四步，是执行护理计划中各项措施的过程。通过实施可以解决护理问题，并可以验证护理措施是否切实可行。实施应发生于护理计划之后，包括实施前准备、实施和实施后记录 3 个部分。

（一）实施前准备

要求护士在实施之前要考虑与实施有关的以下几个问题。

1. 做什么

在实施前应全面回顾制定好的护理计划，并且需对护理计划的内容进行进一步的整理和组织，使之得到统筹兼顾和有秩序地进行。

2. 谁去做

确定哪些护理措施应由护士自己做，哪些应由辅助护士做，哪些需要指导患者或其家属参与完成以及哪些需与其他健康保健人员共同完成等。

3. 怎么做

即实施时应采用何种技术或技巧，如何按护理计划实施等。还应考虑到实施过程可能出现的问题及解决方法。

4. 何时做

根据患者的具体情况和健康状态选择最佳的执行护理措施的时间。

（二）实施

护理实施阶段是护士综合运用专业理论知识、操作技术、病情观察能力、语言表达能力、沟通技巧、协调管理能力及应变能力等执行护理计划的过程。这一阶段不仅可以解决患者的护理问题，也同时培养和提高了护士的综合素质和能力。在实施的同时，护士对患者的病情及对疾病的反应进行评估，并对护理照顾的效果进行评价，因此，实施阶段还是评估和评价的过程。

（三）实施后记录

实施护理计划后，护士应对执行护理计划的过程及过程中遇到的问题进行记录。其意义在于：可以作为护理工作的阶段性的总结；利于其他医护人员了解实施护理计划的全过程；为今后的护理工作提供经验性资料；并且可以作为护理质量评价的内容。

五、评价

评价是指患者的健康状态与护理计划中制定的目标进行比较并做出判断的过程。即对护理效果的鉴定。评价是护理程序的最后一步，但并不意味着护理程序的结束，通过发现新问题，做出新的护理诊断和计划，或对既往的方案进行修改、补充等，使护理程序可以循环往复地进行下去。

（一）护理评价内容

1. 护理全过程的评价

包括收集资料、护理诊断、护理目标、护理措施等评价内容。

2. 护理效果评价

评价患者目前的健康状况是否达到预期的目标。

（二）护理评价的步骤

1. 制定评价标准

护理计划中制定的护理目标常常作为评价护理效果的标准。

2. 收集资料

收集有关患者目前健康状态的主观与客观资料。

3. 评价目标是否实现

目标的实现程度可有 3 种情况：①目标完全实现。②目标部分实现。③目标未实现。

4. 分析原因

针对目标部分实现或未实现可以从以下方面进行分析。

(1) 护理评估阶段收集的资料是否全面、确切。

(2) 护理诊断是否正确。

(3) 护理目标是否可行。

(4) 护理措施是否得当。

(5) 患者是否配合。

(6) 是否出现了新的护理问题。

5. 重审护理计划

根据护理评价后及时发现问题，对护理计划进行调整，具体包括以下几点。

(1) 停止：对既已达到预期目标的护理诊断，说明其护理问题已经得到解决，应及时将护理诊断停止，同时其相应的护理措施亦应停止。

(2) 修订：通过护理计划的实施，护理目标部分实现或未实现时，应查找原因，然后对护理计划进行合理的修改。

(3) 删除：对根本不存在或判断错误的护理诊断应尽快删除。

(4) 增加：对未发现或新近出现的护理问题应及时加以补充。

第三节　护理病历的书写

运用护理程序护理患者过程中，要求有系统、完整、能反映护理全过程和护理效果的记录，包括有关患者的资料、护理诊断、护理目标、护理计划及效果评价的记录，这些记录构成护理病历。其书写应按照医疗护理文件的书写要求进行。包括记录内容详细完整、突出重点、主次分明、符合逻辑、文字清晰及正确应用医学术语等。

一、护理评估单

护理评估单是护理人员对护理对象进行评估后将收集的资料进行整理、概括而形成的规范化的医疗护理文件。护理评估单应将评估资料系统完整地记录出来，据此提出护理诊断。

（一）护理评估单的种类

1. 入院护理评估单

护理人员对于新入院的患者进行的护理评估记录。

2. 住院护理评估表

患者住院后根据患者的情况随时进行护理评估的记录。

（二）入院护理评估单的主要内容

目前，国内常用的护理评估单主要是以人的需求理论为框架设计的评估表，其内容如下。

（1）患者的一般情况。

（2）简要病史。

（3）心理状态与社会支持系统情况。

（4）护理体检。

（5）主要的护理诊断/问题。

（三）护理评估单的记录方式

（1）将护理评估内容按照一定的顺序直接书写记录。

（2）在标准的护理评估单上进行选项，并在个性化资料栏内进行特殊资料的记录。

（四）在记录中的注意事项

（1）反映客观，不可存在任何主观偏见。

（2）从患者及其家属处取得的主观资料要用引号括明。

（3）避免难以确定的用词，如"尚可""稍差""尚好"等字眼。

（4）除必须了解的共性项目外，还应根据护理对象的情况进一步收集资料，以求收集个性化的护理评估资料。

二、护理诊断/问题项目单

护理诊断/问题项目单用于对患者评估后，将确定的护理诊断按优先次序进行排序于该表上（表 3-1），便于护理人员清晰掌握及随时增加新出现的或删除已不存在的护理诊断。

三、护理计划单

护理计划的书写，目前尚无统一的格式要求，但书写一般的护理计划都包括护理诊断、护理目标、护理措施和护理评价 4 项（表 3-2），有的医院还有诊断依据和护理措施依据等。目前，临床上有 3 种护理计划的书写方法。

表 3-1　护理诊断/问题项目单

姓名：　　　　病室：　　　　床号：　　　　住院号：

开始日期	时间	序号	护理诊断/问题	签名	停止日期时间	签名

表 3-2　护理计划单

姓名：　　　　病室：　　　　床号：　　　　住院号：

日期	护理诊断	护理目标	护理措施	评价

（1）将护理诊断、目标、措施、评价等直接书写在预制的空白表格内。此种方法的优点是可以充分结合患者的个体化特点制定完全适合的护理措施。但其缺点是护士需花费较多时间进行书写，且对于专业知识和经验不足的护士不易掌握。

（2）标准化护理计划：事先根据护理对象的共同护理需要制定好标准护理计划，并印制成护理计划表格，结合具体患者的实际情况在表格内对护理诊断、目标、措施等进行选择和补充。其优点是减少了书写护理病历的时间，有利于集中更多时间做好患者的临床护理。缺点是常忽视患者的个体性。

（3）计算机化护理计划：计算机化护理计划是将标准护理计划存入计算机存储器中，护士在计算机终端可以根据护理评估结果自动进行护理诊断，并可结合患者的具体情况，随时调阅和选择标准护理计划中的可选项目，制定符合的个体化护理计划。其优点是高效、准确、方便、经济、快捷、页面整洁，并易于修改和补充。缺点是需要计算机资源投入，在一些地区暂时还不能广泛推广应用。

四、护理健康教育计划与出院指导

（一）健康教育计划内容

（1）疾病的诱发因素、发生与发展过程。

（2）可采取的治疗护理方案。

（3）有关检查的目的与注意事项。

（4）饮食与活动的注意事项。

（5）疾病的预防与康复措施。

（二）出院指导

其内容主要为患者出院后活动、饮食、服药、其他治疗、自我保健、护理、复诊时间等提供帮助。

第四章

常见症状的护理

第一节 发 热

发热是人体对于致病因子的一种全身性反应。正常人在体温调节中枢的调控下，机体的产热和散热过程保持相对平衡，当机体在致热源的作用下或体温调节中枢的功能发生障碍时，使产热过程增加，而散热不能相应地随之增加，散热减少，体温升高超过正常范围，称为发热。当腋下温度高于 37 ℃，口腔温度高于 37.2 ℃，或直肠温度高于 37.6 ℃，一昼夜间波动在 1 ℃以上时，可认作发热。按发热的高低可分为：低热（37.3～38 ℃）、中等度热（38.1～39 ℃）、高热（39.1～40 ℃）、超高热（40 ℃以上）。

一、常见病因

发热是由于各种原因引起的机体散热减少、产热增多或体温调节中枢功能障碍所致。发热的原因可分为感染性和非感染性两类，其中以感染性最为常见。

（一）感染性发热

各种病原体，如病毒、细菌、支原体、立克次体、螺旋体、真菌、寄生虫等所引起的感染。由于病原体的代谢产物或毒素作用于单核细胞－巨噬细胞系统而释放出致热源，从而导致发热。

（二）非感染性发热

（1）结缔组织与变态反应性疾病，如风湿热、类风湿病、系统性红斑狼疮、结节性多动脉炎、血清病、药物热等。

（2）组织坏死与细胞破坏，如白血病、各种恶性肿瘤、大手术后、大面积烧伤、重度外伤、急性溶血、急性心肌梗死、血管栓塞等。

（3）产热过多或散热减少，如甲状腺功能亢进（产热过多）、重度脱水（散热减少）等。

（4）体温调节中枢功能障碍失常，如中暑、颅脑损伤、颅内肿瘤等。

（5）自主神经（植物神经）功能紊乱，如功能性低热、感染后低热等。

二、热型及临床意义

（一）稽留热

体温恒定地维持在 39～40 ℃的高水平，达数天或数周。24 h 内体温波动范围不超过 1 ℃。常见于大叶性肺炎、斑疹伤寒及伤寒高热期。

（二）弛张热

体温常在 39 ℃以上，波动幅度大，24 h 内波动范围超过 2 ℃，但都在正常水平以上。常见于败血症、风湿热、重症肺结核及化脓性炎症等。

（三）间歇热

体温骤升达高峰后持续数小时，又迅速降至正常水平，无热期（间歇期）可持续 1 天至数天。如此高热期与无热期反复交替出现，见于疟疾、急性肾盂肾炎等。

（四）波状热

体温逐渐上升达 39 ℃或更高，数天又逐渐下降至正常水平，持续数天后又逐渐升高，如此反复多次。常见于布鲁菌病。

（五）回归热

体温急剧上升至 39 ℃或更高，数天后又骤然下降至正常水平。高热期与无热期各持续若干天后规律交替一次。可见于回归热、霍奇金病、周期热等。

（六）不规则热

发热的体温曲线无一定规律，可见于结核病、风湿热、支气管肺炎、渗出性胸膜炎等。

三、护理

（一）护理要点

体温反映机体调节产热和散热的情况。

（1）急性病期以感染性发热为多见，对发热患者应注意热型以及发热前有无寒战，发热时伴随症状，有无持续高热或高热骤退现象。

（2）高热患者应卧床休息，给予易消化、高热量、高维生素流质或半流质饮食，鼓励多饮水，保持环境安静，有寒战时注意保暖。

（3）体温超过39℃需进行物理降温，如头部冷敷、冰袋置于大血管部位、冰水或酒精擦浴、4℃冷盐水灌肠、吲哚美辛栓塞肛。

（4）按医嘱应用药物（如布洛芬、吲哚美辛、柴胡注射液、清开灵）降温，但年老体弱者不宜连续使用退热剂。

（5）加强口腔护理，发热患者唾液分泌减少，机体抵抗力下降，易引起口腔黏膜损害或口腔感染，因此，应按时做好口腔护理。

（6）退热时患者常大汗淋漓，应及时补充液体，并擦身换衣，防止虚脱和受凉。

（7）如有中枢性高热服用解热剂效果较差时，可给予物理降温，以减少脑细胞耗氧量，包括盖薄被、酒精擦浴、头置冰袋或冰帽，对不宜降温者可行人工冬眠，高热惊厥者应按医嘱给抗惊厥药。

（8）重症结核伴高热者，可按医嘱在有效抗结核药治疗的同时，加用糖皮质激素，并按高热护理处理。

（二）用药及注意事项

（1）一般处理：卧床休息，补充能量，纠正水与电解质平衡。

（2）在发热的病因诊断过程中，若体温低于 39 ℃且诊断尚未明确，可暂不用退热药物，观察体温变化曲线，以明确病因。若体温高于 39℃，不管什么情况均需立即降温治疗（物理或药物方法）至 39 ℃以下（尤其是小儿），以防高热惊厥发生。必要时可考虑转上级医院。

（3）对疑诊感染性疾病，经病原学检查后可针对性地给予敏感的抗生素、抗结核药、抗真菌及抗原虫药物等。

（4）物理降温：见"护理要点"。

（5）药物降温：对高热惊厥者，除物理降温外，应配合药物降温。①小儿可使用亚冬眠疗法。②成人可用吲哚美辛、布洛芬、柴胡及复方奎宁等解热剂，亦可用激素类药物如地塞米松 5～10 mg，静推或静滴等。③针灸疗法：针刺合谷、曲池、太冲、大椎等穴，必要时针刺少商、委中穴出血。

第二节 疼 痛

疼痛是临床上一些疾病常见的症状或一种综合征，是患者就医的主要原因之一。据某医院对 550 名普通综合门诊连续就诊的患者统计，有 40％患者主诉是疼痛。除不可测定疼痛的疾病外，美国每年有 8800 万人患急、慢性疼痛，其中 7700 万是慢性疼痛，每年用于这方面的花费约 60 亿美元。20 世纪 70 年代以来，对疼痛的理论研究使人们对疼痛产生的机制和疼痛的治疗、护理有了许多新的认识。

一、概述

疼痛是一种复杂的病理生理活动，是人体对有害刺激的一种保护性防御反应。1979 年国际疼痛研究会（international association of studying pain，IASP）对疼痛的定义是："疼痛是一种令人不快的感觉和情绪上的感受，伴随着现有的或潜在的组织损伤，疼痛经常是主观的，每个人在生命的早期就通过损伤的经历学会了表达疼痛的确切词汇。无疑这是身体局部状态或整体的感觉，而且也总是令人不愉快的一种情绪上的感受。"简而言之，疼痛是由于现有的或潜在的组织损伤而产生的一种令人不快的感觉和情绪上的感受。这种感受是一个广泛涉及社会心理因素的问题，受个性、社会文化、宗教信仰以及个人经历等因素的影响。疼痛感觉和反应因人而异，因时而异。所以每个人对疼痛的表达形式也不同。若严重的持续性疼痛，会使患者身心健康受到极大影响，因此，帮助患者避免疼痛、适应疼痛、解除疼痛，详细观察疼痛的性质和特点，有助医生正确地诊断和治疗，这是护理工作中的一项重要内容。提高疼痛护理的效果，与护士所具备的镇痛的知识、技能以及对患者的态度密切相关。提高护士教育质量、加强职业培训，尤其是使护士掌握控制疼痛的有效方法，是改善疼痛护理的关键。

(一) 疼痛的临床分类

临床上可以根据疼痛的病因、发病机制、病程、疼痛的程度及部位等进行不同的分类。疼痛的分类对于诊断、治疗有一定帮助，同时对于总结分析病例及治疗效果有一定参考价值。常用分类方法如下。

1. 按病情缓急分类

急性和慢性痛。

2. 按疼痛轻重分类

轻度痛 (微痛、隐痛、触痛)、中度痛 (切割痛、烧灼痛)、重度痛 (疝痛、绞痛)、极度痛 (剧痛、惨痛)。

3. 按时间分类

一过性、间断性、周期性、持续性疼痛等。

4. 按机体部位分类

躯体性痛 (表面痛)、内脏痛 (深部痛)。

5. 按疼痛的表现形式分类

原位痛、牵涉痛、反射痛、转移性痛。

临床上可以根据以上不同的因素，作出各种疼痛的分类，但由于疼痛包含许多复杂因素，不是一种分类方式可以概括的。因此，临床上要结合具体患者，根据病因、病情的主要特点进行分类。

（二）常见疼痛的病理生理变化

1. 急性疼痛

常有明确的病因，由疾病或损伤所致单独的或多种的急性症状，严重者伴有休克、虚脱、高热等全身症状。患者的精神和情绪常表现为处于兴奋焦虑状态，进行有防御的反应。疼痛程度较重，为锐痛、快痛，一般发病及持续时间较短，临床上见于急性炎症、心肌梗死、脏器穿孔、创伤、手术等。

2. 慢性疼痛

病因可以是明确的或不明确的。患者常有复杂的精神、心理变化，常表现为精神抑郁，久病则可能出现厌世、悲观情绪。疼痛程度为轻、中度，发病慢，病程较长，常伴有自主神经功能紊乱，如表现为食欲不振，心动过缓，低血压等。临床上见于慢性腰腿痛、神经血管疾病性疼痛、晚期癌痛等。

3. 表面疼痛

又称浅表痛，是指体表如皮肤、黏膜等处所感受的疼痛，如穿刺、压迫、捻挫、冷热、酸碱等物理性、化学性刺激所引起的疼痛。性质多为锐痛、快痛，比较局限，有防御反应，严重者可以产生休克等全身症状。

4. 深部疼痛

肌腱、韧带、关节、骨膜、内脏、浆膜等部位的疼痛，性质一般为钝痛，不局限，患者只能笼统地申诉疼痛部位，严重者常伴有呕吐、出汗、脉缓、低血压等症状。

5. 内脏疼痛

内脏疼痛是深部疼痛的一部分，疼痛刺激多由于无髓纤维传入，痛阈较高。一般由挤压、切割、烧灼等引起，并伴有自主神经症状。由于其传入通路不集中，并涉及几个节段的脊神经，故疼痛定位不精确。内脏疼痛可以产生牵涉性，因为该脏器传入纤维进入脊髓神经后根后，和躯体传入纤维在同节脊髓后角细胞水平发生聚合，从而在远距离脏器的体表皮肤发生牵涉性疼痛。

（三）疼痛对全身各系统的影响

1. 精神心理状态

急性剧痛的疼痛可以引起患者精神兴奋、烦躁不安甚至强烈的反应，如大哭大喊。长时间的慢性疼痛使大部分患者呈抑制状态，情绪低落，表情淡漠。

2. 神经内分泌系统

急剧强烈的刺激，中枢神经系统表现为兴奋状态，疼痛刺激兴奋了交感神经和肾上腺髓质，使儿茶酚胺和肾上腺素分泌增多；肾上腺素抑制胰岛素分泌，促进胰血糖素分泌，增强糖原分解和异生，导致血糖升高，同时出现负氮平衡；皮质醇、醛固酮、抗利尿激素、甲状腺素和三碘甲腺氨酸都增加。

3. 循环系统

剧烈疼痛可引起心电图 T 波变化，特别是冠状动脉病变患者。在浅表痛时脉搏增快，深部痛时减慢，变化与疼痛程度有关，强烈的内脏痛甚至可以引起心搏骤停。血压一般与脉搏变化一致，高血压病患者因疼痛而促使血压升高。而剧烈的深部疼痛会引起血压下降，发生休克。

4. 呼吸系统

强烈疼痛时呼吸快而浅，尤其是发生胸壁或腹壁痛时表现得更明显，而每分钟通气量通常无变化。但是与呼吸系统无关部位的疼痛，患者由于精神紧张、兴奋不安，也可产生过度换气。

5. 消化系统

强烈的深部疼痛引起恶心、呕吐，一般多伴有其他自主神经症状，表现为消化功能障碍，消化腺分泌停止或被抑制。

6. 泌尿系统

疼痛可引起反射性肾血管收缩及垂体抗利尿激素分泌增加，导致尿量减少。

二、疼痛的护理评估

在某些国家，学者们已经把疼痛的控制作为一门学科来研究。研究人员包括医生、护士及其他辅助治疗人员。疼痛控制是广义的概念，包括一切解除、减轻和预防疼痛的方法及措施。在对疼痛控制的过程中，疼痛的评估是一个重要环节。要选择合适的护理措施，护士不仅要客观地判断疼痛是否存在，还要确定疼痛的强度。因此，评估疼痛的强度，分析采集到的信息及选择合适的护理措施都是护士的责任。

对疼痛的反应和描述，个体差异很大，很难作为疼痛的客观指标。评估疼痛的目的是：①提供疼痛的正式记录。②提供有价值的主观经历的记录。③监测缓解疼痛措施的效果。④监测治疗的不良反应。⑤认识病情进展的体征。⑥促进交流。

（一）影响疼痛表达的因素

1. 主观因素

主观因素包括人的性格、精神心理状态等。

（1）个性因素：从生理和心理两方面来考虑患者的疼痛十分重要。通常，内向性格的人对疼痛的耐受性大于外向性性格，主诉较少。

（2）注意力的集中或分散、转移：在日常生活中疼痛可以因为从事注意力集中的工作而忘却，事实表明痛冲动可以由于应用其他刺激而改变或减弱。

（3）对疼痛的态度：Beecher 曾比较了战伤士兵与一般创伤患

者对麻醉药的需要量，发现前者虽然创伤范围大，但所需麻醉药量却相对的少，认为这与对待创伤疼痛的不同态度有关。

（4）情绪的影响：Bronzo用辐射热法研究情绪与痛阈的关系，发现焦虑不安使痛阈降低。

（5）既往经验：对疼痛的感受，除了极少数先天性痛觉缺失患者外，过去的生活经历、疼痛的经验及对疼痛的理解都与疼痛的感受和反应有关。

（6）精神异常与疼痛：精神分裂症、神经官能症、精神抑郁症等患者，常伴有疼痛症状。据某疼痛治疗中心分析，精神抑郁症患者主诉头痛占40％，腰背痛62.5％，四肢关节痛56％，胃痛6.3％。有人认为这种没有躯体器质性损伤或病变的心因性疼痛，不是一种感觉体验而是一种复杂的心理状态。

2. 客观因素

（1）环境的变化：昼夜不同的时间内疼痛的感受不同，如夜间疼痛常加重。充满噪音或强烈的光线照射可以影响患者疼痛的感受和反应。

（2）社会文化背景：每个人所受的教育程度和文化水平不同，对疼痛的耐受性和反应也不同。生活在一个推崇勇敢和忍耐精神的文化背景之中，往往更善于耐受疼痛。

（3）性别：一般认为男性的耐受性大于女性，女性比男性更易表达疼痛。

（4）年龄：一般老年患者较年轻患者主诉疼痛机会少、程度低，这可能是由于老年患者感觉降低及过去有较多的疼痛经历，因而对疼痛的耐受性增高。

3. 护理人员的因素

包括：①对患者的类比心理往往导致主观偏差，如认为同一种肿瘤患者的疼痛程度应该类似。②凭一般经验将患者的疼痛与某些疾病种类相联系。③缺乏有关疼痛的理论、实践知识。④过分担心药物不良反应和成瘾性，使患者得不到必要的药物治疗。⑤与患者缺乏思想交流，仅依据主诉来判断疼痛的存在与程度。以上这些因素往往使一部分患者的疼痛得不到及时处理。

（二）疼痛的护理评估

正确评估疼痛便于选择治疗方式和评价治疗效果。由于痛觉是主观的精神活动，旁观者无法直接察觉到，所以只能依赖间接方法的综合分析，作动态观察和多方位间接评估。

以往通常用简单的方法测量疼痛的次数和程度，或是简单的问："你还疼吗？疼痛减轻了吗？"近年来，许多学者从多方面进行研究，试图找到测量疼痛的理想方法。目前常用的方法有以下几种。

1. 详细询问病史

（1）初次疼痛的表现：出现时间，整个过程疼痛特征的变化，痛的部位、分布、强度、性质、时间特性，持续性或周期性等。

（2）相差的感觉现象：如感觉异常、感觉障碍及麻木。伴随症状常见肌萎缩、消瘦、乏力、出汗、流泪、鼻塞、头晕、眼花、视力障碍、恶性呕吐、内脏功能障碍等。

（3）激化或触发疼痛的因素：不同体位对疼痛的影响。体力活动、社交活动、情绪、药物等对疼痛的影响。

（4）用药史：包括止痛和其他治疗史。

（5）癌性疼痛：若是癌症患者，应知道癌肿的病理诊断、手术、转移和扩散、化疗和放疗的剂量和疗程、电子计算机断层扫描或磁共振扫描检查结果等。

2. 视觉模拟评分测量法（VAS）

由日本学者发明。具体方法：在白纸上画一条粗直线，通常为 10 cm，一端为"0"。表示"无痛"，另一端为"10"，表示"最剧烈的疼痛"。患者根据自己所感受的疼痛程度，在直线上某一点作一记号，以表示疼痛的强度及心理上的冲击。从起点至记号处的距离就是疼痛的量。此评分法较多地用于衡量疼痛强度，也可作多方位的疼痛评估。它的优点是简单明白，易行易评，对疼痛强度有量的表达。此法的灵敏度较高，微细的变化均可以表示出来，可让 7 岁以上意识正常的患者自己填写疼痛的等级（图 4-1）。

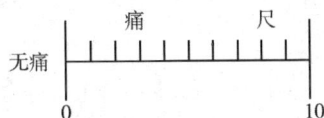

图 4-1　**疼痛视觉模拟评分法**（VAS）

3. 马克盖尔疼痛调查表（MPQ）

这是由疼痛闸门学说的提出者 Melzack 以他所在的大学名称命名的疼痛调查表，他是在 Dallenbach 于 1939 年列出的 44 个形容疼痛性质词的基础上，广泛地从书刊上收集有关疼痛的词汇达102 个之多，如轻度、重度疼痛，可怕的疼痛及无法忍受的疼痛等来帮助描述自己的疼痛，使患者更好地表达疼痛。它是目前被英语国家最为广泛应用的评估疼痛的工具。由于它的合理性，已被翻制成法文、德文、芬兰文、意大利文、西班牙文及阿拉伯文等多种版本。

这些疼痛描绘词汇分散在三个大组中：感觉的、情感的和评价的。感觉组又分为 10 个亚小组，分别代表不同性质的疼痛，包括时间性疼痛（如搏动性痛）、空间性疼痛（如穿透样痛）、点样压力、切样压力、收缩压力、牵引压力、热感、钝性、明快性和杂类感觉。情感分为 5 个亚小组，包括紧张、油然自发的情绪、恐惧性、惩罚性、情绪—评估—感觉的杂类。
评价不分类，共16个亚小组，61个字。由于以上范围内的描述字汇不敷应用，故又补充4个亚小组，共17个字，供患者选择合适的描绘字（表4-1，表4-2）。

表 4-1 马克盖尔疼痛调查表

病人姓名_____ 日期_____ 时间_____ AM/PM
PRI:S_____ A_____ F_____ M_____ PRI（T）_____ PPI_____

（1~10）	（1~15）	（16）	（17~20）	（1~20）
1.闪烁性	11.劳 累	短暂	节律性	持续性
颤抖性	精疲力竭	片刻	周期性	稳定性
悸动性	12.病 恹	瞬变	间歇性	经常性
搏动性	气 冈			
鞭打性	13.胆 怯	疼痛在何处?		
猛捶性	惊 骇			
2.奔跳性	吓坏了			
电掣性	11.惩罚的			
闪射性	虐待的			
3.针刺性	残暴的			
锥入性	恶毒的			
钻通性	宰杀的			
戳刺性	15.苦恼的			
刀搅性	眩目的			
4.锐利性	16.烦扰的			
切割性	忧虑的			
撕裂性	悲伤的	I=内部	F=外部	
5.拧捏性	渴望的			
掀压性	受不了的			
咬 样	17.播散的			
绞 样	放射的			
碾 样	穿入的	评述		
6.扯 样	刻骨的			
拉 样	18.箍紧的			
扭 样	麻木的			
7.热辣样	拉割的			
灼 样	挤压的			
烫 样	撕碎的			
烙焦样	19.凉 的			
8.麻刺感	冰 的			
痒 感	冰结的			
烈 痛	20.烦恼不已			
蜇伤痛	厌 恶			
9.钝 痛	挣 扎			
疮疡痛	遭 透			
伤 痛	折 磨			
酸 痛	P P I			
深重痛	0.无 痛			
10.触 痛	1.轻 微			
绷紧痛	2.不 适			
锉 痛	3.痛 苦			
开裂痛	4.可 怕			
	5.极 度			

1~10为感觉，11~15为情感，16为评估，17~20为杂类，PRI为疼痛分级指数，PPI为目前疼痛强度。

表 4-2　马克盖尔疼痛调查表的总体评级法的举例

感　　觉		情　　绪		评　　估	
1. 闪烁性	1	11. 劳累*	1	16. 烦忧的*	1
颤抖性	2	精疲力竭	2	忧虑的	2
悸动性*	3			悲伤的	3
搏动性	4			渴望的	4
边打性	5			受不了的	5
猛锤性	6				
亚小组评级　3/6＝0.50		1/2＝0.50	1/5＝0.20		
4. 锐利性	1	14. 惩罚的	1		
切割性	2	虐待的*	2		
撕裂性*	3	残暴的	3		
恶毒的	4				
宰杀的	5				
亚小组评级　3/3＝1.00		2/5＝0.40			
7. 热辣样*	1				
灼样	2				
烫样	3				
烙焦样	4				
亚小组评级　1/4＝0.25					
亚小组总分　1.75	0.90		0.20		

小组 PRI　$\dfrac{1.75}{10}＝0.175$　　$\dfrac{0.90}{5}＝0.18$　　$\dfrac{0.20}{1}＝0.20$

总评级　$\dfrac{0.175＋0.18＋0.2}{3}＝0.185$

注：＊选中的字；PRI 疼痛分级指数

　　此调查表应用时费时 15～20 min，随着经验的增加，时间可缩短至 5～10 min。MPQ 的结果可靠有效，重复性好，而且可多方面地反映疼痛的情况。

　　MPQ 虽然是目前较为合理的测痛手段，但由于语言文字结构学上的问题，不能将英语的描绘字简单地直译而全盘照搬过来，在英语国家里，不少人对某些词汇也不是轻易能理解的。其他国家首先收集有关疼痛的词汇，如阿拉伯语的痛词汇为 100 个，意大利文为 203 个，然后在大批群众中进行每个字评级，如德国将 122 人分三批，意大利将 160 人分两批对痛的词汇评级。可见这是非常艰巨的工作。美国的 Memillan 设计了一份短期形式的 MPQ 疼痛估计表（SFM. P. Q），该表简化了 MPQ 调查表的内容，缩短了填写时间。由 15 个描述信息组成，11 个感觉（跳痛、针刺样痛、刀割样痛、刺骨痛、痉挛性痛、咬痛、烧灼痛、剧烈痛、触痛、痛苦的痛、撕裂样痛）；4 个情感（疲劳、厌倦、恐惧、痛苦的折磨）。将每一个信息从 0～3 分为 4 个等级。我们只能采用 MPO 的原理，制作我国自己的中文版 MPQ。

4. 上海医科大学华山医院的疼痛评估表

参照 Karnofsky 的 100 等分法和 Keele 的 24 h 记录的方法，设计了疼痛缓解程度评价表。这是疼痛缓解百分制评分法，把患者在治疗前所感受到的最痛的程度假定为 100 分，不管患者的疼痛程度如何。在 100 分以下表示疼痛减轻，超过 100 分表示疼痛加重。记录的次数由患者自己掌握，并不严格要求患者必须每小时记录一次，但必须记录最痛和最轻的时间和程度，以免患者把注意力终日集中在疼痛上。此法的优点是 100 分法，比较符合中国人的习惯，可以看到动态变化和药物治疗的关系。缺点是不能反映疼痛的程度和性质。这方面只能依靠详细的病史记录来补充。从我国人群的总体文化水平考虑，此方法是切实可行的（表 4-3）。

5. 疼痛的监护

疼痛的监护包括心跳、呼吸、局部肌肉紧张度、掌心出汗、血浆皮质醇水平等指标，其他如表情、体位、儿童哭闹等也可间接了解疼痛的程度。

另外，学者们还研制了评估疼痛的仪器，以记录疼痛的感觉和情感的尺度及对生活的影响。尽管方法很多，但至今仍未找到理想的客观评估疼痛的仪器和方法。

表 4-3　上海医科大学华山医院麻醉科所设计的疼痛缓解程度评价表

姓名____ 性别：男、女　年龄____ 日期____年___月___日　编号____

病员同志：

下表是请你对自己的疼痛做一评价，横线表示时间，从早上 6 点到第 2 天早晨 6 点，每格代表 1 h，纵线表示疼痛程度，以原来疼痛作为 100％，将现在的疼痛与其作比较，如增加则为大于 100％，如减轻 20％，则为 80％，依次类推，每小时记录 1 次，并且，请把用药情况记录下来。

护士对疼痛患者管理的重要步骤是对病史的收集，其主要内容如下：①疼痛的部位。②疼痛的程度，让患者自己描述。③疼痛的性质——即疼痛感觉像什么。④疼痛的频率和持续的时间。⑤加重或缓解的有关因素。⑥疼痛对生活的影响。⑦以前和现在缓解疼痛的方法。⑧当前患者的期望是什么。通过以上诸项调查，可较全面了解疼痛的原因，从而正确评估疼痛的程度，制定控制疼痛的措施。

（三）小儿疼痛的评估

对小儿疼痛性质和强度的客观评估是一个难题。婴儿尚未有直接表达疼痛的能力，较大儿童有口述表达的能力，但他们的词汇量是随着年龄增长而积累的。由于背景不同，所用的词汇也不同，所以医务人员一般并不信赖儿童的口述，而依赖小儿行为的表现。

1. 行为评估法

对婴儿疼痛的评估，目前只限于急性疼痛，如声音的表达包括尖叫声、哭声的强度、时间、哭周期的数目、频率、音调、曲调等作为疼痛程度的标志。婴儿哭声的 11 个声学特性可被鉴别出来。哭声的长度及发音可用于预测哭的类型，如冷热、饥饿、疼痛。面部表情是婴儿对伤害性刺激的先天性反应，"鉴别面部活动的系统"将面部分为三个区域，即前额及眉头、眼及鼻脊、嘴等；有 9 种面部表情，即眉收紧、鼻唇沟加深、双唇张开、嘴垂直拉开（唇角拉紧、下巴明显下拉）、嘴水平拉大、噘嘴、舌拉紧（舌呈高耸的杯状，舌边紧锐）及下巴抖动。身体部位分为上身、手臂及双腿。疼痛动作如上身的僵硬、回缩、四肢的猛烈移动和护卫。

2. 生理学的痛测试

疼痛时呼吸频率及心率增加，手掌出汗被看作焦虑的标志。

3. 疼痛评估法

（1）推测式方法：此法特别适合于年龄较小的儿童。①颜色选择法。Stewart 最初让小儿从 7 种颜色中选择一种代表疼痛，红、黑、紫等被选为疼痛的标志，以后采用很多组的不同直径的同心圆，以红色代表疼痛、黑色代表情绪，直径长度代表强度。②Hester 的扑克牌方法。0～4 选择的扑克牌以代表不同程度的疼痛，让小儿选择以表示所受痛苦的程度。

（2）直接自报法：包括口述自报、面谈、视觉模拟评分法及各种间距度量法，如表达情绪的面部变化。①口头描述法。儿童的口述难免带有偏见，或夸张，或缩小，应配合仔细观察。根据口述，了解疼痛性质、强度、部位、高峰期、持续时间等。②面谈。面谈有独特的作用，可以了解很多信息，包括疼痛原因，环境的或内源性的疼痛激化因素，家庭成员或朋友的反应，患儿对治疗的态度和祈求。③Jeans 及 Gorden 的画图法。要求 54 名 3～13 岁的健康儿童画出他们自己想象中和经历中的关于疼痛的图画。画后，和儿童们面谈，了解他们以往的疼痛经历、痛的字汇、痛的言语及应付痛的能力。根据图的内容、所用的颜色、类型、痛的来源（自伤或他伤）及意向（意外的或意料的），将图画编码。患儿画出一人或身体的一部分，选择红色或黑色代表疼痛程度，然后根据编码评分。

三、疼痛的护理措施

控制疼痛的方法很多，归纳起来主要是药物治疗、手术治疗及心理行为的治疗。

（一）疼痛护理的要点

（1）护士首先要有同情心，用亲切和蔼的态度对待患者，表现出对患者痛苦的充分理解。国外曾报道一组癌症患者通过护士及家属的鼓励，96％获得止痛效果，一般的止痛方法可能产生80％以上的效果。

（2）保持病室环境安静，尽量减少噪音，使患者充分休息。避免对患者的一切恶性刺激。在进行护理工作时，动作要轻柔，避免粗暴操作，减少疼痛刺激。

（二）药物止痛

1. 常用的止痛药物

（1）抗胆碱能药：用以解痉止痛，对各种平滑肌痉挛如肠绞痛有明显效果，常用药有颠茄片、颠茄合剂、溴苯胺太林（普鲁苯辛）、阿托品等，服后可出现口干舌燥。

（2）解热镇痛药：用以抗风湿性解热镇痛药治疗头痛、风湿性神经痛等，常用药有阿司匹林、水杨酸钠等。

（3）镇痛药：如阿片、吗啡、可卡因、哌替啶等为全身性止痛剂，有镇痛、镇静、解痉作用，多用于严重疼痛患者，但有成瘾性。

（4）非麻醉性镇痛药：这类药物对肌肉、韧带、骨关节的疼痛有效，对内脏疼痛则无效。

（5）麻醉性镇痛药：此类药物对癌症性疼痛最有效，由于会产生耐药性与成瘾性，故倾向于作为最后的治疗手段。但深部的绞痛和胀痛，任何部位剧烈的锐痛，有时必须注射麻醉性镇痛药。针对晚期癌症患者的剧烈疼痛使用麻醉性镇痛药缓解疼痛时，不宜迟延，因为药物成瘾并不重要，最后阶段应尽一切可能让患者感到舒适。

只有依据疼痛的不同原因，选用恰当的止痛药物，采用适当的给药途径，才能获得止痛效果。

2. 给药方法

（1）经口给药：口服止痛药是最常见的方法，患者也易接受。如阿司匹林、吲哚美辛等，由于对胃肠道黏膜有一定的损伤，临床应用受到一定限制。近年来文献报道了对慢性癌痛采用布洛芬与美沙酮痛合用取得了良好效果。

口服吗啡制剂控制癌痛已沿用多年，过去每 4 小时给药一次较为麻烦。多年来研究者们试图研制长效口服吗啡制剂，以克服上述剂型的缺点。近来应用控制释放硫酸吗啡片剂（Morphine sulfate tablet，M. S. T）治疗晚期癌痛取得了较好的临床效果。

关于给药时间，以往习惯于疼痛时给药，近来研究发现，定时给药血清中浓度较稳定，止痛效果较好，同时用药总量还会减少。但不能千篇一律，如病情加重超出定时给药控制疼痛的效力时，则按需要给药更为适宜。也有一些人喜欢疼痛开始时给药。制定治疗方案时，要依据患者的意愿及影响止痛成败的各种因素做出选择。

（2）经胃肠外给药：当大量口服止痛药不能控制疼痛，或有严重的胃肠道反应如恶心、呕吐等不良反应时，需采用胃肠道外给药途径。①连续皮下输入麻醉。安全性和效果较好，深受患者欢迎，现已为普遍采用。②静脉给药患者自控止疼（PCA）。用一个计数电子仪控制的注药泵——微泵，由患者或患者家属控制，在患者疼痛时给予一定剂量的止痛药物。可以提供麻醉剂的剂量、增减范围和估计两剂量的间隔最短时间及提供一个稳定的注药间隔周期。优点是能较好地控制疼痛,减少止痛药用量及不良反应,并提供患者独立地管理止痛药的机会,对改善肺功能和减少术后并发症也有帮助。适用于不同的临床病例,包括7岁以上的儿童,已日趋广泛地应用于临床。早年用于手术后止痛,近来,这一技术广泛用于意识正常而没有阿片类药物成瘾的各种癌痛患者,其安全性和止痛效果是可靠的,在使用 PCA 泵时应注意要有完整的医疗记录:医嘱记录、护理计划、疼痛管理计划、护理记录和医疗记录等。此外,所有医护人员都要知道患者正在实施的疼痛管理情况,有的医院是在患者的门上或病历上贴上带有 PCA 标志的标签,提示护理人员做好患者的疼痛管理工作。③硬膜外镇痛法(Epidural inducing analgesia,EIA)。经硬膜外导管通过人工或可控性微泵持续给小剂量止痛药,方法简便有效,尤其适用于长期疼痛患者。a. 特点:提供持久的止痛效果,降低麻醉镇痛剂用量。b. 不良反应:呼吸抑制、血压降低及小腿浮肿,一般呼吸抑制的危险性存在于中断给药后 6～24 h。c. 减少呼吸抑制发生率可采用以下措施:高龄全身情况差者减量;避免与其他镇痛方法联合使用;注意呼吸类型。据报道,通过静脉、肌肉、吸入等途径的中枢性镇痛与通过硬膜外腔等途径的局部镇痛比较,后者效果更佳,不影响意识,无成瘾。

（三）针刺和刺激镇痛

1. 针刺

这是一种值得推广的安全、简便、经济、有效的止痛方法。针刺镇痛是用特制的不锈钢针刺入机体一定的穴位来解除疼痛的一种方法。有时也采用电针刺激。经大量的临床实验和观察研究表明,针刺利用可控制的低振幅频率的电流刺激局部组织,或兴奋深部组织包括肌肉在内的牵张、压力等多种感受器,通过各种传入神经纤维将信息传入中枢神经系统,在中枢神经系统的各级水平阻遏或调制伤害性信号的传递和感受。电针的传入冲动主要进入中枢神经系统,激活内源性阿片肽镇痛系统、非阿片肽镇痛系统和经典递质系统而达到镇痛效果。

2. 经皮肤电刺激神经

这是根据痛觉产生的闸门控制学说和电针镇痛而发展起来的一种方法。这种方法常被用于慢性疼痛，刺激电极可放在某些穴位、疼痛部位或邻近关节。其镇痛范围限于同一脊髓节段或同神经支配区。根据刺激脉冲的频率及强度不同，其作用机制也不尽相同，低频低强度刺激可兴奋神经干中粗的神经纤维。在脊髓水平，粗神经纤维的冲动可抑制细神经纤维或中间神经元对痛觉信号的向上传递。如果刺激较强，则可激活脑内源性镇痛系统，通过下行抑制作用抑制痛觉信息在脊髓的传递。

3. 表皮刺激止痛法

冷、温湿敷法，可使神经末梢的敏感性降低而减轻疼痛。

涂薄荷脑软膏止痛法止痛的原理尚不清楚。用法：取薄荷脑软膏（如清凉油）涂在疼痛部位附近。对疼痛不易触及的"内在疼"可用以上方法或用按摩七星针敲打刺激对侧皮肤以达到止痛的目的。

4. 脑刺激镇痛

在脑内某些核团如中脑水管周围灰质、下丘脑、尾核等埋藏电极，电刺激这些部位可控制癌症患者的顽痛。

（四）常用的疼痛护理措施

1. 松弛 （Relaxation）

这种方法是通过各种放松训练，使患者在精神上和肉体上从应激中释放出来。放松训练包括生物反馈，进行性肌肉松弛、深呼吸等。最简单的松弛性动作，如叹气、打呵欠、腹式呼吸等。

2. 想象 （Imagination）

想象是现实和幻想在精神上的表现。它不仅包括精神上的画面，而且也包括听觉、触觉、嗅觉、味觉及运动的再现。想象包括会话式的、简单的症状替换、标准想象技术、系统的个体想象技术等。

3. 分散注意力 （Distraction）

引导患者注意其他事物，"忽视"疼痛感觉，从而提高患者疼痛阈值以减轻疼痛。这种方法能提高对痛的耐受力，但不能去除疼痛，只可短期应用。分散注意力，采用的方法：当患者疼痛很轻时，可讲述患者感兴趣的故事；选放患者喜欢的音乐，播放快速高音调的音乐，嘱患者边听边随节奏打拍并闭目，疼痛减轻时音量放小；缓慢有节奏的呼吸，嘱患者眼睛注意室内前方物体，进行深慢吸气与缓慢呼出，继续慢吸慢呼并数数，闭目想象空气缓慢进肺或意想眼前是海滨和绿色原野。

4. 催眠（Hypnosis）

这是在有意识的状态下，由催眠师所执行的通过强化暗示改变意识状态而使行为改变的一种方法。

催眠状态是一种注意力或精神高度集中的状态，可产生多种效果。许多研究都证实催眠术对抑制疼痛十分有效，但其神经生理学基础尚不清楚。

5. 音乐（Music）

选择适当的音乐，使患者放松，不仅能改善患者的疼痛，而且对克服焦虑也有效。

6. 幽默（Humor）

有人报道，对某些患者来说，大笑 10 min 后，患者的疼痛可缓解 2 h。

7. 按摩（Chirapsia）

皮肤和皮下组织施以不同程度的按压，能松弛肌肉，改善循环，以减轻疼痛。

8. 气功（Qigong）

剧烈疼痛时可先用镇痛剂，待疼痛缓解后再练功。练功可使镇痛时间延长，防止疼痛再发生。众所周知，应用药物止痛，与病因治疗无关。而气功止痛通过唤起机体的自然治愈能力，有可能达到病因治疗，使机体处于良好的内环境状态，这是气功控制疼痛的优点所在。目前，气功止痛的机制尚不清楚。

9. 心理疗法

（1）生物反馈疗法：通过机器让患者本人感觉到自主神经系

统反应（血压、脉搏、体温、肌电图），通过附加自发反应条件用意志控制这些功能。自我催眠疗法可减轻疼痛的感觉和苦恼，其内容是同疼痛作斗争，好像疼痛从伤口出来而消失。

（2）图像法：通过交谈制成图像以提供患者控制疼痛的感觉。Doake 初次报道了图像法可减少止痛药的使用剂量并减轻疼痛。

四、癌症疼痛的护理

疼痛是癌症患者最主要的症状之一。世界上每天约有 350 万例以上的癌症患者忍受着疼痛的折磨。一般癌症的疼痛率占 53%，晚期癌症则高达 91%。根据研究，疼痛发生率最高的是骨癌和口腔癌，为 80%～90%；其次是肝癌、泌尿系癌肿、乳腺癌、肺癌等；发生最低的是白血病，仅占 5%。老年患者癌症出现的疼痛在程度上可能稍轻，但疼痛仍是晚期癌症患者护理的一项重要内容。世界卫生组织（WHO）近来公布了治疗癌痛的指导原则，强调用药的三个步骤：首先用非麻醉药，如非类固醇类抗炎药物（non-steroid anti-inflammatory drugs，NSAIDs）；然后用弱麻醉镇痛剂如可待因；最后选用强麻醉镇痛剂与复合止痛药联用，如吗啡制剂等。

（一）癌性疼痛的护理原则

1. 变按需给药为按时给药

对癌性疼痛的治疗，传统的做法多以患者超过忍耐力为给药标准，并有意识地尽可能延长给药间隔时间，以减少止痛药用量，这样不仅不能使患者摆脱疼痛的痛苦，还会提高对疼痛的警觉和恐惧，甚至形成索取更多、更强的止痛药愿望，造成对止痛药的"心理性成瘾"。因此，最好根据药物半衰期按时给药，一般在前次服药效果消失 1 h 前给药为宜。尽可能口服，其次直肠给药，最后才考虑注射。

2. 分阶梯复合用药

WHO 建议癌性痛治疗选用镇痛剂必须从弱到强按三个阶梯进行。首选第 1 类非阿片镇痛剂，代表药是阿司匹林，代替药是氨基比林，对于轻、中度疼痛有效。如果止痛不满意，可选用第 2

类阿片镇痛剂，代表药是可待因，代替药是右旋丙氧酚。只有效果仍不满意时才选用第 3 类强阿片镇痛剂，代表药是吗啡，代替药有美沙酮、哌替啶等。由于癌性疼痛具有急性和慢性疼痛两种特点，用止痛药可长期安排应付持续性疼痛，并应根据疼痛程度经常变换止痛药，在充分缓解的前提下尽可能减少止痛药用量。实践表明，合理的间隔时间、充足的剂量、科学的搭配药物，应用非麻醉性止痛药可使大多数癌性疼痛缓解。

3. 注重心理护理

疼痛患者极为敏感，需要格外关注，不仅需要技术上治疗，也需要情感上的照料。给予疼痛患者心理安慰、鼓励，使其精神上摆脱恐惧感，并教育患者及家属改变对药物不良反应及耐受性的错误认识，使广大的癌症患者从疼痛的痛苦中解脱出来。

（二）麻醉技术控制癌痛

1. 神经阻滞

神经阻滞是经皮将局麻药或神经破坏药直接注入神经节、神经干或神经丛及其周围，阻断疼痛传导的一类方法，在晚期癌痛患者中已应用了多年。近年来提倡给早期癌痛患者应用。治疗性神经阻滞常用破坏神经的不可逆的药物，如酚、酒精等。

2. 椎管内应用麻醉剂

椎管内应用麻醉剂已有十余年的历史。这项技术是通过导管或泵，连续或间断将药物输入硬膜外或鞘内。这种方法避免了口服给药法和其他方法给药的不良反应，同时还减少了辅助药物的应用。然而，耐药性是影响止痛效果的一个因素。

（三）神经外科技术控制癌痛

神经外科手术已广泛用于治疗癌痛。这些技术近期才应用于临床，手术治疗的目的是在周围神经与中枢神经之间某一点切断传导疼痛的途径。如周围神经切断术、脊髓前侧切断术、脑回切断术等。

第三节 腹 泻

腹泻（diarrhea）是指排便次数较平时增加，且粪质稀薄、容量及水分增加，并含有异常成分，如未消化的食物、黏液、脓血及脱落的肠黏膜等。腹泻时常伴有腹痛及里急后重。

正常排便次数因人而异，每日 2～3 次或 2～3 天一次。但每日排出水量不应超过 200 mL，粪便成形，不含有异常成分。病程不足 2 个月者为急性腹泻，超过 2 个月者为慢性腹泻。

一、病因与发病机制

每日进入肠道的水分有两个来源：其一为体外摄入，共约 2 500 mL（包括饮水 1 500 mL 及食物中含水约 1 000 mL）；另一来源为消化器官分泌进入肠道的消化液，共约 7 000 mL（包括唾液 1 000 mL、胃液 2 000 mL、胆汁 1 000 mL、胰液 2 000 mL、小肠液 1 000 mL、大肠液 60 mL），二者合计约 9 000 mL。其中绝大部分被重吸收，空肠每日吸收水分约 4 500 mL，回肠吸收约 3 500 mL，结肠吸收约 900 mL。因此，每日从粪便排出的水分为 100～200 mL。当某些原因造成肠道分泌增加、吸收障碍或肠蠕动过快时，即可造成腹泻。但腹泻的发生常不是单一因素所致，有些腹泻是通过几种机制共同作用而产生的，根据发病机制可分为以下几种。

（一）感染性腹泻

造成的机制有二：①毒素，主要由于细菌毒素与肠黏膜上皮细胞的受体结合，使腺苷环化酶活力增强，细胞内 cAMP 增加，使肠黏膜细胞分泌的电解质和水增加。②由于细菌直接侵犯造成肠黏膜的破坏，使肠黏膜无法吸收而造成腹泻，如霍乱、沙门氏菌属感染及葡萄球菌毒素中毒。

（二）渗透性腹泻

由于水溶性物质吸收障碍，使肠腔内渗透压增加，影响水的吸收，肠内容积增大，肠管扩张，肠蠕动加速，从而发生腹泻。引起渗透性腹泻的原因如下。

1. 消化不良

消化不良可因胃、胰腺、肝胆系统疾病引起。

（1）胃原性腹泻：如胃大部分切除、空肠吻合术后，食物到达胃内未经充分消化即进入空肠，肠蠕动加快，引起腹泻。其次还可见于萎缩性胃炎等。

（2）胰原性腹泻：见于慢性胰腺炎、胰腺癌等，由于胰腺分泌胰酶减少，食物中蛋白质、脂肪及淀粉的消化发生障碍，未经消化的营养物质不能被吸收而产生腹泻。

（3）肝、胆原性腹泻：常见于肝脏疾病、胆管梗阻等。因胆汁中含有胆盐和胆汁酸，对脂肪的消化和吸收具有重要作用。肝脏疾病时胆盐产生减少，胆管梗阻时胆汁不能进入肠道，皆可导致肠道胆盐缺乏，使脂肪的消化和吸收不良而发生腹泻。

2. 吸收不良

吸收不良见于吸收不良综合征，是由于肠道吸收功能障碍所致，口服不易吸收的药物，如硫酸镁、甘露醇、山梨醇等引起的腹泻亦为渗透性腹泻。

（三）分泌性腹泻

此类腹泻乃因肠黏膜不但无法吸收水及电解质，反而不断地分泌水及电解质进入肠道内，这种腹泻即使在没有吃东西时也会发生。例如，心力衰竭、肝硬化门脉高压等，由于肠道静脉压升高，细胞外液容量增大，影响水分吸收也增加水的分泌，因而造成腹泻。另外还有内分泌因素，如类癌瘤释放出的血清素（serotonin）以及组胺（histamine）、儿茶酚胺（catecholamine）、前列腺素（prostaglandin）等物质，亦可造成肠局部血管扩张及肠黏膜的分泌作用。其他胃肠道肿瘤如佐—埃综合征（分泌胃泌素的肿瘤）等也会有此类腹泻。另肠道切除后，尤其是末端回肠切除 100 cm 以上时，会造成原本应在该处吸收的盐类进入大肠，刺激大肠的分泌作用而造成腹泻。

（四）肠运动速度改变造成的腹泻

此类腹泻最常见的是肠敏感综合征，这是因为食物由口至形成粪便需要一定的时间，假使肠道运动速度太快，则水分还未在大肠吸收足够便由肛门排出而形成腹泻。最需注意的是某些时候有肿瘤或粪便堵住直肠时，如未完全堵塞反而会出现腹泻的症状，主要是因为只有水分可由堵住处通过而排出体外。此时给予止泻药物是其禁忌。

（五）假造的腹泻

假造的腹泻指本来无病，却为了逃学、休假等而吃泻药或是在正常大便中加水混合，以达到其特殊目的。

二、临床表现

腹泻可造成脱水、电解质不平衡，如低血钾、低血钠等。低血钾可造成肌肉无力、心律不齐，甚至可因心律失常而死亡。长期腹泻可造成营养不良，血中清蛋白降低，使血中渗透压不足而造成全身性浮肿，肛门局部出现溃烂、疼痛。患者感觉食欲不振、肠鸣、呃逆、腹痛，可合并发热（感染或脱水热）、失眠、头晕、全身倦怠。腹泻可产生低渗性脱水，即细胞外渗透压低于细胞内，引起细胞外液的水分移向细胞内，严重时导致脑细胞水肿，产生颅高压，表现为头痛、视力模糊、神志不清，甚至抽搐、惊厥、昏迷。

三、护理

（一）护理目标

（1）腹泻所带来的症状减轻或消除。

（2）患者的排便次数及大便性状恢复正常。

（3）维持水电解质平衡和良好的营养。

（4）药物治疗次数及剂量减少或停止使用。

（5）患者能说出日常生活中导致腹泻的原因、诱因及预防方法。

（6）患者能够描述腹泻时的自我照顾方法，如饮食、饮水、药物等。

（二）护理措施

1. 休息

创造舒适安静的环境，避免紧张性刺激，保持身体用物及床单位的整洁、舒适，频繁腹泻、全身症状明显者应卧床休息，腹部应予保暖，以使肠蠕动减少。腹泻症状减轻后可适当运动。

2. 病情观察与标本采集

严密观察生命体征变化，注意皮肤弹性、排便情况如大便次数、间隔时间、量、气味、性状等，及伴随症状如发热、恶心、呕吐、腹痛、腹胀等情况，以提供病情依据。及时采集各项检验标本如大便标本作常规、潜血及培养，采集标本时应注意不要放过那些有追踪病原菌价值的脓血便、红白冻状便等，并注意及时送检。

3. 补液治疗

遵医嘱给予补液治疗和药物治疗，并观察排便情况，评估药物治疗效果。

4. 肛门周围皮肤的护理

频繁的排便易造成肛门周围的皮肤擦伤而引起感染，应指导患者及家属便后用软纸轻拭并用温水清洗。有脱肛者可用手隔以消毒纱布轻揉局部，以助肠管还纳。每天用 1/5000PP 粉水坐浴，肛周局部涂以无菌凡士林或其他无菌油膏，保持清洁，保护局部皮肤。

5. 饮食护理

（1）严重腹泻者应禁食，以后按医嘱作渐进式饮食治疗（禁食→流质饮食→半流质饮食→普通饮食）。

（2）轻症者宜摄取高蛋白、高热量、低脂、少纤维素、易消化的流质、半流质饮食，如能适应可逐渐增加食量，对食欲差者应鼓励进食。

（3）避免过冷、过热以及易产气的食物。

6. 心理护理

避免精神紧张、烦躁，耐心细致地给患者讲述疾病的发展、治疗及转归过程，以减轻患者的思想负担，对假造腹泻者予以疏导并矫正其行为。

7. 穴位按压

取内关、公孙做穴位按压 30～50 次（2～3 min），通常可协助改善症状。内关位于前臂掌侧桡尺骨之间腕关节以上 2 寸，公孙位于第一跖骨基底部前下缘处。

8. 健康教育

告诉患者饮食、饮水不洁、机体抵抗力低下等都是导致腹泻的原因和诱因。指导患者及家属注意饮食卫生，如食物要洗净、煮熟；在夏秋季节，煮熟的食物不宜放置过久，食用前要再加热，生、熟食分开加工。便后及进食前要洗手等。同时，要注意吃易消化、少渣、少纤维素、低油脂的饮食，如稀饭、牛奶、豆浆、豆腐等，多饮水。腹泻时暂不吃冷食、冷饮、水果。禁食酒类、油炸食物及刺激性调料等。

指导患者遵医嘱按时、按量用药，疗程足够，治疗彻底，并说明中断治疗的危害，治疗不彻底或转变成慢性腹泻，会影响今后的工作、学习和生活。只有当患者具备了有关知识才能提高患者的自我护理能力，有利于腹泻的治愈。

第四节 休 克

休克是由于各种致病因素如大出血、严重创伤、感染、心功能不全等引起的急性全身组织器官血流灌注急剧减少，组织器官的氧合血液灌注不足，缺乏氧代谢逐渐增加，继而产生酸中毒，最终导致末梢循环障碍，细胞功能损害的一种综合征。

一、概述

（一）病因与分类

引起休克的病因很多，外科休克按病因分为以下几类。

1. 创伤性休克

常因严重烧伤、骨折、内脏损伤、软组织挤压伤等，使大量血浆渗出或全血丢失、组织破坏后分解产物的毒素作用和强烈的疼痛刺激导致休克。

2. 低血容量性休克

低血容量性休克包括失血、失液性休克及烧伤性休克。大量体液丧失，急性失血超过总血容量 1/5 可引起休克；失血超过总量的 1/2 即可致死。大量呕吐、腹泻、出汗也能引起细胞外液量急剧下降，导致循环衰竭，产生失液性休克。烧伤后 48 h 内发生的休克与血浆丢失、血液浓缩及剧烈疼痛有关。

3. 感染性休克

又名中毒性休克或败血症性休克。系由各种不同病原体及其毒素或抗原、抗体复合物在人体内引起，可致高热和中毒，严重感染可引起败血症。严重胆道感染、急性腹膜炎均可引起休克。

4. 神经源性休克

多由麻醉药、降压药使用过量引起，可见于腰椎麻醉、高位脊髓损伤或由剧烈疼痛、过度刺激、精神紧张而引起。

（二）病理生理

1. 微循环的结构和功能

微循环系指介于小动脉和小静脉之间，血液与组织间液之间进行物质交换的血管床。它由微动脉、后微动脉、毛细血管直接通路、真毛细血管网、微静脉和动静脉短路构成。真毛细血管数一般在 300 亿根以上，平常仅 20% 轮流开放。因此，毛细血管潜在的容量十分巨大。

微动脉、后微动脉、动静脉短路和微静脉均具有平滑肌，由交感神经支配，受儿茶酚胺的影响，同时也受局部血管活性物质，如乳酸、丙酮酸和缺氧时肥大细胞所产生的组织胺的影响。但处于毛细血管直接通路起始部的毛细血管前括约肌，虽也有平滑肌细胞，却不受神经支配，仅受局部血管活性物质的影响。

血液流经微循环的通道。①营养通道：该通路血液由微动脉、后微动脉、真毛细血管网至微静脉。它为物质代谢和营养弥散的主要通路，正常情况下只有 20％轮流开放。②直接通路：此路血液由微动脉、后微动脉、中心通道到微静脉，中心通道是后微动脉的延续。这条短而直的通道很少进行物质交换，血流量在营养通路和直接通路之间的分配取决于毛细血管前括约肌的舒缩。③动静脉短路：血液由微动脉经动静脉短路吻合支直接进入微静脉。本路血液不经真毛细血管网，不进行物质交换，正常时处于关闭状态，但在病理情况下大量开放。

真毛细血管和毛细血管直接通路的管壁绝大部分仅有单纯内皮细胞，而无平滑肌细胞。微动脉、后微动脉和毛细血管前括约肌为真毛细血管和毛细血管直接通路的前阻力血管，起到前闸门的作用，血流灌入的多少取决于它们开放的大小；微静脉的括约肌则为真毛细血管和毛细血管直接通路的后阻力血管，起后闸门的功能，血液流出的多少取决于其开放的大小。正常时，这些括约肌协调地舒缩，保证微循环的正常灌流。

2. 休克的病理生理

目前，对低血容量性休克的病理生理变化已有较全面和深入的认识，人们亦常以其为代表来阐明休克时的病理生理变化的一般规律。

（1）微循环的变化与临床过程：机体对有效循环血量锐减产生一系列微循环变化，就失血性休克为例，大致分以下 3 期。

微循环缺血期（缺血缺氧期）：此期由于交感神经兴奋和肾上腺髓质分泌增多，小动脉等发生痉挛性收缩，微循环动脉血灌流急剧减少，因而表现为心率加快，面色苍白，四肢发冷，尿量减少。因为外周阻力增加，舒张压有所升高，故收缩压可以没有明显降低，脉压差变小。此期循环变化具有一定的代偿意义。皮肤和腹腔器官的小动脉收缩，既可增加外周阻力，以维持血压，又可减少组织器官的血流量，以保证心脑等重要器官的血液供给；毛细血管前阻力增加，毛细血管流体静压降低，促使组织液进入血管，以增加血浆容量；另外动脉吻合支开放，静脉收缩使静脉容量缩小（正常约有 75％血液在静脉内），可以加快和增加回心血量，也有利于血压的维持和心脑血液的供给。但是由于大部分组织器官因微循环动脉血灌流不足而发生缺氧，将导致休克进一步发展。如能及早发现积极抢救，及时补充血容量，降低过剧的应激反应，可以很快改善微循环和恢复血压，阻止休克进一步恶化，可转危为安。

微循环瘀血期（瘀血性缺氧期）：在休克的微循环缺血期，如未能及早进行抢救，改善微循环，则因组织持续而严重的缺氧，而使局部舒血管物质（如组织胺、激肽、乳酸、腺苷等）增多，后微动脉和毛细血管前括约肌舒张，微循环容量扩大、瘀血，发展为休克微循环瘀血期。此期微循环变化的特点是：①后微动脉和毛细血管前括约肌舒张（因局部酸中毒，对儿茶酚胺反应性降低），毛细血管大量开放，有的呈不规则囊形扩张（微血池形成），而使微循环容积扩大。②毛细血管后括约肌、微静脉和小静脉对局部酸中毒耐受性较大，儿茶酚胺仍能使其收缩（组织胺还能使肝、肺等微静脉和小静脉收缩），毛细血管后阻力增加，而使微循环血流缓慢。③微血管壁通透性升高，血浆渗出，血液浓缩，血流淤滞。④由于血液浓缩和微循环后阻力增加，进入微循环的血液淤积在舒张的毛细血管内，红细胞凝集、破坏，呈淤泥样沉积在微血池内（微血流淤泥形成，blood sludging）。⑤由于微循环瘀血，压力升高，进入微循环的动脉血更少（此时小动脉和微动脉因交感神经作用仍处于收缩状态）。由于大量血液淤积在微循环内，回心血量减少，使心输出量进一步降低，加重休克的发展。由于上述微循环变化，虽然微循环内积有大量血液，但动脉血灌流量将更加减少，患者皮肤颜色由苍白而逐渐发绀，特别是口唇和指端。因为静脉回流量和心输出量更加减少，患者静脉萎陷，充盈缓慢；动脉压明显降低，脉压小，脉速细；心脑因血液供给不足，ATP 产生减少，而表现为心收缩力减弱（心音低），表情淡漠或神志不清。严重的可发生心、肾、肺功能障碍。这是休克的危急状态，应立即抢救，补液，解除小血管痉挛，给氧，纠正酸中毒，以疏通微循环和防止弥散性血管内凝血。

休克晚期：又称 DIC 期。此期指在毛细血管瘀血的基础上细胞缺氧更甚，血管内皮损伤后胶原暴露，血小板聚集，促发内凝及外凝系统，在微血管形成广泛的微血栓，细胞经持久缺氧后胞膜损伤，溶酶体释放，细胞坏死自溶，并因凝血因子的消耗而出现弥散性出血。同时因胰腺、肝、肠缺血后分别产生心肌抑制因子（MDF）、血管抑制物质（VDM）及肠因子等有害物质。最终导致重要脏器发生严重损害、功能衰竭，此为休克的不可逆阶段，使治疗更为棘手。

（2）体液因子作用：微循环衰竭仍为各种休克的重要原因，但有些研究发现，在微循环衰竭之前已有细胞、亚细胞的改变，如膜通透性增加、溶酶体破裂、蛋白质及 ATP 合成减少、离子转运障碍等，故微循环学说尚不能完全解释休克，特别是不可逆休克和 MOF。除已知的儿茶酚胺、血管紧张素、乙酰胆碱、组胺、激肽、MDF、VDM 等体液介质外，近年发现很多体液因子与休克的发展有关，其中较密切的有下列数种。

脂类介质：①血清膜磷脂酶 A_2（PLA_2）PLA_2 被休克动因激活后，血清内可持续升高及引起血流动力学障碍，并可进一步代谢为花生四烯酸（AA），产生有害介质。②前列腺素与血栓素 A_2（PGI_2 与 TXA_2）：PGI_2 及 TXA_2 由 AA 在环氧化酶的作用下所产生，正常时两者处于动态平衡状态，TXA_2 是体内最主要的血小板凝集促进剂和血管收缩物质，而 PGI_2 作用与之相反。在休克时 TXA_2 明显增高，除可导致 DIC 外，对循环及呼吸系统均存在有害影响，可引起肺动脉压增高、生理分流增多、生理无效腔扩大、肺毛细血管通透性增加等。③白三烯（LTS）：LTS 也由 AA 代谢产生，可明显增加微血管的通透性，其作用较组织胺强 1 000 倍，并可促进中性粒细胞（PMN）的趋化聚集及溶酶体的释放。

肿瘤坏死因子（TNF）与白介素（IL）：TNF 产生于巨噬细胞系统，在正常情况下是机体的重要炎性介质，适当分泌可调节机体的免疫和代谢功能，提高机体对入侵病原体的抵抗力，过多地产生则为病理现象。在内毒素等作用下可大量产生，通过与细胞相应受体结合而发挥毒性作用。在重症革兰阴性菌感染所致败血症时 TNF 检出率达 30%～70%。TNF 在体内细胞因子的顺序中处于最起始位置。TNF 的分泌可引起 IL-1、IL-6 等的释放，给动脉注入 TNF 可致休克及多脏器出血，给予抗 TNF 抗体对实验动物休克有保护作用。

纤维连接素（Fn）：Fn 属存在于血浆中的 α_2 球蛋白，以不缓解形式存在于细胞表面。Fn 在休克时明显减少，可导致巨噬细胞系统吞噬功能的抑制及免疫功能低下。

β-内啡肽：β-内啡肽广泛存在于脑交感神经节、肾上腺髓质等部位，在内毒素、创伤等应激状态时大量释放，可较休克前高出 5～6 倍，对心血管有抑制作用。

氧自由基：机体在生物氧化中产生氧自由基，但因同时存在氧自由基清除酶系，如超氧化物歧化酶（SOD）、过氧化氢酶（catalase）等，故不会造成危害。但在过敏、毒素、组织低灌注及再灌注、细胞缺血时，氧自由基生成增加及清除能力降低，氧自由基对不饱和脂肪酸细胞膜起破坏作用，并可直接损伤血管内皮细胞的完整性，促进血小板聚集和微血管栓塞。

促甲状腺素释放激素（TRH）：Mizobe 等在实验性出血性休克中发现，在出血时延髓及中脑的 TRH 含量明显增加，在出血停止 60 min 后及不可逆休克时明显降低，且与血乳酸负相关，投予外源性 TRH 后对各种休克均可改善心血管功能及直接的周围血管加压效应。Holady 等发现使用 TRH 可提高实验性动物的存活率。关于 TRH 的抗休克机制可能是通过中枢性胆碱能机制或刺激血管升压素的释放所致。并提出 TRH 的发现可能对休克发病机制的研究和判断预后、提高抢救成功率提供依据。

（3）细胞代谢的变化：休克时，由于细胞缺氧，三磷酸腺苷减少，代谢能量不足，细胞膜的钠泵功能失常，以致细胞内钾流入细胞外的量和细胞外钠进入细胞内的量增加，细胞外液随钠进入细胞内，结果使细胞外液减少，而细胞发生肿胀，甚至死亡。

三磷酸腺苷的减少和代谢性酸中毒可影响细胞膜、线粒体和溶酶体膜。溶酶体膜破裂后释放出的酸性水解酶中最主要的是组织蛋白酶，能使组织蛋白分解，生成多种活性多肽，如激肽、心肌抑制因子和前列腺素等。线粒体破裂可造成依赖三磷酸腺苷的细胞呼吸抑制，三磷酸腺苷酶活力降低和依赖能量的钙运转减少。

（4）器官的继发性损害：随着休克的发展，微循环障碍的持续存在和加重，部分组织细胞可因严重的缺血、缺氧而发生变化、坏死和出血，引起器官功能衰竭。几种器官同时或相继受损时，即为多器官功能衰竭。器官继发性损害的发生与休克的原因和休克持续时间的长短有密切关系。低血容量性休克一般较少引起器官的继发性损害。休克持续时间超过 10 h，就易继发器官的损害。易累及的器官为肾、肝、胃肠道、肺、脑、心、肾上腺和胰腺等，其中心、肺、肾功能衰竭是休克死亡的三大原因。下面就几种器官损害的发生机制作一简述。

肾：休克时，低血压和体内儿茶酚胺的增加，使肾小球前微动脉痉挛，肾血流量减少，肾小球滤过率下降，尿量减少。肾内血流亦发生重新分布，近髓循环的短路大量开放，使肾皮质外层血流大减，结果引起肾皮质内肾小管变性坏死，导致急性肾衰竭。

肺：休克时，肺部微循环的障碍，毛细血管内皮细胞受损，使血管壁通透性增加，血浆内高分子蛋白成分自血管内大量渗出，造成肺间质水肿，并可继续发展造成肺泡内水肿。同时，缺血、缺氧使肺泡上皮细胞受损，肺泡表面活性物质生成减少，肺泡内液-气界面的表面张力升高，引起肺泡萎缩，导致肺不张。上述变化可造成肺通气与灌流比例失调，无效腔通气和静脉混合血增加，产生肺内右一左分流，使低氧血症更为严重，临床上出现进行性呼吸困难的急性呼吸衰竭症状。

心：冠状动脉的平滑肌以 β-受体占优势。因此，在休克代偿期，虽然体内有大量儿茶酚胺分泌，但冠状动脉收缩不明显，所以，心脏的血液供应并无明显减少。而当休克继续加重，进入失代偿期后，心排血量和主动脉压力降低，舒张期血压也下降（冠状动脉灌流量的 80% 来源于舒张期），使冠状动脉血流量减少，心肌缺血受损。此外，低氧血症、代谢性酸中毒、高钾血症和心肌抑制因子等也可损害心肌，心肌微循环内血栓可造成心肌局灶性坏死。

肝和胃肠：在休克早期，内脏血管即发生强烈收缩，以增加静脉血回流入心脏，使有效循环血量不足得到代偿。若未及时治疗休克，长时间使内脏血流减少，并处于缺血、缺氧状态，可引起肝小叶中心坏死、肝细胞代谢和解毒功能不全，以及胃肠道黏膜糜烂出血。

脑：休克时，儿茶酚胺的增加对脑血管的作用甚小。脑内小动脉随血液的 $PaCO_2$ 和 pH 的变化而舒缩，$PaCO_2$ 升高或 pH 降低时，脑血流量增加，但是，这种调节功能需有一定的心排血量和平均动脉压才能发挥作用，所以，持续性低血压将引起脑血流灌注不足，使毛细血管周围胶质细胞肿胀，加上毛细血管壁通透性升高，血浆外渗至脑细胞间质，造成脑水肿，而继发大脑功能不全。

（三）诊断

休克的诊断一般不难，主要的是能否作出早期诊断。因为待到血压下降才诊断休克，可能已太迟。根据休克的病程演变，可将休克分为休克代偿期（休克前期）和休克抑制期（休克后期）两个阶段。

1. 临床表现

（1）休克代偿期：在低血容量性休克中，当丧失的血容量尚未超过 20% 时，由于机体的代偿反应，患者常表现为精神紧张或烦躁、面色苍白、手足湿冷、心率加快、脉搏微弱、过度换气等；血压正常或稍高，但因小动脉收缩使舒张压升高，故而脉压差缩小；尿量可正常或减少。低血容量性休克在此期如果处理得当，休克可以很快得到纠正。反之，则病情加重而进入休克抑制期。

（2）休克抑制期：表现为表情淡漠、反应迟钝，甚至可出现神志不清或昏迷，口唇和肢端发绀，出冷汗，脉搏细速，血压下降（<12 kPa），脉压差进一步缩小。严重者，全身皮肤黏膜明显发绀，四肢冰冷，脉搏扪不清，血压测不出，无尿，皮肤、黏膜或消化道出血。如出现进行性呼吸困难、脉速、烦躁、发绀或咳粉红色痰、动脉血氧分压低于 8 kPa，高流量给氧也不能改善症状和提高氧分压时，则提示已发生呼吸窘迫综合征。

2. 实验室检查

下列检查有助于诊断和确定休克的程度。

（1）测定红细胞计数、血红蛋白和红细胞比容，可明确血液稀释或浓缩的程度。

（2）动脉血气分析：动脉血氧分压（PaO_2）正常值为 10.0～13.3 kPa，动脉血二氧化碳分压（$PaCO_2$）正常值为 5.3 kPa；正常动脉血酸碱值 pH 为 7.35～7.45。休克时，如患者原无肺部疾病，由于过度换气，$PaCO_2$ 比较低或在正常范围内。如 $PaCO_2$ 超过 6.0～6.7 kPa（45～50 mmHg），而通气良好时，常是严重的肺功能不全的征兆。随着血液灌流的改善，代谢性酸中毒逐渐减轻，通过动脉血气分析可了解变化。

（3）血非蛋白氮和尿素氮、尿比重、尿常规测定，可了解肾功能。

（4）动脉血乳酸盐测定：动脉血乳酸盐含量可反映细胞是否缺氧，有无代谢性酸中毒存在，乳酸盐浓度持续升高，表示病情严重，预后不佳。

（5）血浆电解质如钾、钠、氯化物等测定，缺少时给予适当补充。

（6）测定血小板计数、凝血酶原时间和纤维蛋白原含量。血小板计数在 5 万～7 万/mm³ 以下。凝血酶原时间比对照组超过 3s 以上，纤维蛋白原在 1.0 g/L 以下，说明休克可能进入弥散性血管内凝血阶段。

需要时，可补充检查鱼精蛋白副试验、测定凝血酶时间和优球蛋白溶解时间（三 P 试验）。如鱼精蛋白副凝试验阳性、凝血酶时间>25 s、优球蛋白溶解时间<120 min，则提示弥散性血管内

凝血已伴有继发性纤维蛋白溶解活性增高。

3. 诊断标准

1982 年全国急性"三衰"会议制定的休克诊断试行标准：①有诱发休克的病因。②意识异常。③脉细速，频率＞100 次/分，或不能触得。④四肢湿冷，胸骨部位指压皮肤后再充盈时间＞2 s，有皮肤花纹，黏膜苍白或发绀，尿量＜30 mL/h 或尿闭。⑤收缩压＜10.7 kPa。⑥脉压差＜6.7 kPa。⑦原有高血压者收缩压较原水平下降 30％以上。凡符合上述①项及②、③、④项中的两项，⑤、⑥、⑦项中的一项者，均可作为诊断休克的参考。

二、休克的治疗

休克的治疗原则是尽早去除导致休克的原因，尽快恢复有效循环血量，纠正微循环障碍，增进心脏功能和恢复机体的正常代谢。临床上应视病因和病情，施以相应的治疗。

（一）一般紧急措施

保持呼吸道通畅。必要时，应作气管插管或气管切开。

对心跳、呼吸停止者立即行心肺复苏，尽快控制活动性大出血。有时可用抗休克裤（服），不但可止住下肢出血，还可以压迫下半身，起到自体输血的作用。解除疼痛，保持患者安静。

（二）补充血容量

尽快恢复血容量是抗休克的根本措施，有时补充血容量，对发生时间不长的休克，特别是低血容量性休克，一般可使休克较快得到纠正，而不需要再用其他药物。血容量的补充不仅包括全血、血浆和水电解质的丢失量，还需含扩大的毛细血管床的血量。因此，补充的血液和液体量往往应超过临床表现所估计的液体损失量。休克愈长，症状愈严重，需要补充的血容量也愈多。临床中，可依据休克监测指标来估计血容量和微循环情况，调节补液量和速度。

（三）积极处理原发病

在休克治疗中，消除休克的病因与恢复有效循环血量同等重要。由外科疾病所引起的休克，常常存在着需要手术处理的原发疾病，如内脏大出血的控制、坏死肠的切除、消化道穿孔的修补和脓液的引流等。其处理原则是在尽快恢复有效循环血容量后，及时施行恰当手术去除原发病变，以有效地救治休克；必要时，应在积极抗休克的同时，及早进行手术，以免延误抢救的时机。

（四）纠正酸碱平衡失调

1. 碱中毒

休克早期常因过度换气，引起低碳酸血症，而发生呼吸性碱中毒。因此，一般不宜过早地使用缓冲剂，以免加重碱中毒。碱中毒时，血红蛋白氧离曲线左移，使氧不易从血红蛋白中释出，可加重组织缺氧。

2. 酸中毒

休克患者，因微循环障碍，使组织缺血、缺氧，产生不同程度的酸中毒。酸中毒的纠正，有赖于休克的彻底逆转，缓冲剂只能起到暂时的治疗作用。一般说来，当机体获得充足的血容量后，随着微循环障碍的解除，组织血液灌流得到改善，酸中毒即可自行纠正。若补充血容量时，已应用平衡盐溶液，即有一定量的碱性药物输入体内，便不需要再用碱性药物。但是，在较严重的休克患者，特别是对抗休克治疗较晚或复苏效果较差的患者，多存在较重的酸中毒，宜给予碱性药物治疗，以减轻酸中毒及其对机体组织细胞的损害。碱性药物常用 4％ 或 5％ 的碳酸氢钠溶液，所用剂量可依据血气分析结果计算。

（五）心血管药物的应用

1. 血管收缩剂

在现代抗休克治疗中，已很少主张单纯使用血管收缩剂。因为休克并非单纯血压下降问题，使用血管收缩剂虽可暂时升高血压，但使组织缺血缺氧加重，而带来不良后果。

2. 血管扩张剂

血管扩张剂能解除小动脉和小静脉的痉挛，关闭动脉短路，疏通微循环，增加组织灌流量和回心血量，目前具有一定的抗休克作用。血管扩张剂的使用，能使血管容积相对扩大，可引起不同程度的血压下降。一般可用于治疗一些有脸色苍白、皮肤湿冷及有瘀斑、青紫等周围循环不良表现或输液已足够、中心静脉压高于正常，而血压、脉搏仍无改善，且无其他心力衰竭表现的休克患者。

3. 去甲肾上腺素

去甲肾上腺素是一种主要兴奋 α-受体和轻度兴奋 β-受体的血管收缩剂，能兴奋心肌、收缩血管而增加外周血管阻力、升高血压及增加冠状动脉血流量。该药使用时间短暂，一般用法为 5～10 mg加入 5％葡萄糖溶液 500 mL 内静脉滴注。

4. 苯肾上腺素（新福林）

苯肾上腺素系一种纯 α-受体兴奋剂，仅有收缩血管和升高血压的作用，而对心脏基本无作用。使用时间约为10 min。用法：3～10 mg/次，肌注；或 0.5～2.0 mg/次，静注，或 10～20 mg加入 5％葡萄糖液内滴注。

5. 间羟胺（阿拉明）

间羟胺能间接兴奋 α、β 受体，对心脏和血管的作用与去甲肾上腺素相似，但较弱，维持时间较长，约为 30 min。

6. 苯苄胺

苯苄胺为 α-受体阻滞剂，并有间接兴奋 β-受体的作用，能轻度增加心脏收缩力、心排血量、冠状动脉血流量和心率，扩张血管，降低外周血管阻力和血压。作用可维持 3～4 天。用法：0.5～1.0 mg/kg，加入 5％葡萄糖溶液，1～2 h 滴完。

7. 多巴胺

多巴胺能直接兴奋 β-受体，增强心肌收缩力和提高心排血量，也可通过兴奋多巴胺受体而扩张肾动脉和肠系膜上动脉，以及直接兴奋 α-受体使外周动脉收缩。常用于治疗严重休克患者。用法：20～40 mg加入 5％葡萄糖溶液 250～500 mL 内，静脉滴注。

8. 异丙肾上腺素

β-受体兴奋剂，能扩张血管，增强心肌收缩力和提高心排血量及心率。心率>120 次/分者，不宜使用。用法：1 mg 加入 5％葡萄糖溶液或等渗盐水中，静脉滴注。

9. 西地兰

西地兰可增强心肌收缩力，减慢心率。一般用于输液量已足够，但动脉压仍低和 CVP 超过1.47 kPa的患者。用法：首次可缓慢静注 0.4 mg，有效时再给维持剂量。

（六）皮质类固醇

皮质类固醇一般用于感染性和严重休克患者。其作用：①阻断 α-受体兴奋作用，扩张血管，使外周血管阻力降低，改善微循环。②保护细胞内溶酶体膜，防止溶酶体破裂。③增进线粒体功能，防止白细胞凝集。④促进糖原异生，使乳酸转化为葡萄糖，有利于酸中毒的减轻。⑤增强心肌收缩力，增加心排血量。

（七）抗凝药物的应用

休克中，出现弥散性血管内凝血征象时，应立即用肝素和（或）抗纤维蛋白溶解药物治疗，以改善微循环。

（八）其他

（1）三磷酸腺苷－氯化镁疗法：可增加细胞内能量，提高细胞膜的钠－钾泵作用，减轻或消除细胞肿胀，促使细胞功能恢复。

（2）纳洛酮：系一种鸦片拮抗剂，有改善组织血液灌流和防止细胞功能失常的作用，可能有助于休克的治疗。

（3）有研究认为，阻断体内前列腺素的合成，或输注 PGI_2 可降低休克的死亡率。前列腺素有多种，PGI_2、PGE_2 和 PGD_2 有扩张血管作用和保护细胞的功能，而 PGF_2 和 TXA_2 则能轻度收缩血管。

三、休克的护理

休克是急症，发病急，进展快，变化大，医护人员必须争分夺秒进行抢救。休克护理应根据休克的危重程度，病情变化和休克各期的特点，主要抓好休克的病情观察和监测、急救护理、输液护理等。

（一）休克程度的判断

1. 轻度休克

血容量急剧减少20％～25％（如失血 800～1 000 mL 的失血

性休克）。患者肱动脉收缩压在11～9 kPa，但代偿功能好者休克早期可保持12 kPa或略高，脉压差缩小，四肢浅静脉塌陷，中心静脉压（CVP）开始下降，尿量减少。

2. 中度休克

血容量急骤减少30％～40％（如失血1 200～2 000 mL的失血性休克）。患者肱动脉收缩压在8～10 kPa，脉压差明显缩小，脉率明显增快（100～120次/分），脉搏细弱，CVP明显下降，尿量显著减少。

3. 重度休克

血容量急剧减少40％～50％（如失血2 000～2 500 mL的失血性休克）。肱动脉收缩压至5～8 kPa，脉率显著加快（＞120次/分），CVP显著降低。

4. 极重度休克

血容量急骤减少50％以上（如失血约2 500 mL的失血性休克）。肱动脉收缩压在6 kPa以下或测不出，脉搏微弱或扪不到，CVP降至零或负值，无尿。

（二）休克的监测

休克的监测至关重要，作为护理人员必须掌握休克的知识、理论。

（1）心血管功能监测：①心电图监测。②动脉压监测（袖套测压法自动化间断的或连续测压法）。③心排血量和心功能监测（心肌收缩时间间期，心阻抗血流图，超声心电图，多普勒排血量监测）。④中心静脉压的测定。⑤周围动脉压的监测。⑥肺动脉压肺毛细血管楔入压的监测。其中，心电图及袖套动脉压测定为无创伤性血流动力学监测，优点是应用方便、迅速，其间接测定数据一般情况下较准确；其他为创伤性血流动力学监测，优点为测定数据准确并利于动态观察但使用较费时。中心静脉压、周围动脉压、肺毛细血管楔压以及心排血量的测定是目前临床创伤性血流动力学监测方面的基本内容，通过测定能直接获得各项生理参数，为临床休克的诊断、治疗、预后判断和护理提供客观的依据。

上述各项测定均具有一定的局限性，仅反映血流动力学变化的一个方面，而不是全貌，单凭所测得的压力的高低或心排血量的大小，并不能代表患者情况的可靠转归，因而各项数据必须结合患者的临床表现全面分析方可作出比较正确的判断，进行合理的治疗和积极的护理。

（2）呼吸功能监测：呼吸功能的监测项目非常多，从测定呼吸生理功能的性质分，有肺容量、通气功能、换气功能、小气道功能、呼吸动力学等。肺容量包括基本肺容量、复合肺容量。肺的通气功能包括每分钟静脉血通气量、每分钟静脉血肺泡通气量、最大通气量、时间、肺活量、闭合气量、通气的分布、内源性呼气末正压。肺的通气功能测定要比肺容量更有意义。肺的换气功能包括肺的弥散功能以及肺的通气血流比。肺通气、血流比要通过肺泡动脉血氧分压（$A\text{-}aDO_2$）来测定。肺的呼吸动力功能包括肺的顺应性、最大吸气力和最大呼气力、呼吸趋动力、压力时间乘积、气体流速、气道阻力呼吸功。临床休克患者对呼吸动力功能的测定，有助于进一步了解不同病理变化引起的呼吸功能障碍。结合对肺顺应性、气道阻力的连续测定，有助于指导 ARDS 的治疗、护理和对其转归的估计。近年来精密的肺功能测定仪器相继问世，主要是装配了各种精确的传感器，可以直接测定或计算出各种容量、通气、换气以及肺动力学参数。气体交换的测定要通过动脉血气分析、脉搏氧饱和度仪、氧浓度监测、二氧化碳曲线图表达。临床上常用的呼吸监测为动脉血氧分析、脉搏或氧饱和度、呼出二氧化碳曲线、肺动力功能监测。作为护理人员来说，必须熟悉各种监测仪器以保障休克患者的抢救成功。

（3）血气监测：血气分析可精确估计和全面判断呼吸状态，可了解肺的换气功能以及组织氧供与氧耗。因此，血液气体分析已成为抢救休克患者不可缺少的项目。血气分析的指标主要有：①氧分压。②血氧饱和度。③氧总量。④psO_2。⑤$A\text{-}aDO_2$（肺泡动脉血氧分压差）。⑥二氧化碳总量。⑦二氧化碳分压。经皮氧监测和经皮二氧化碳监测均为无创监测。其是将电极直接放置在皮肤上连续监测的新技术，能精确地反映出氧或二氧化碳张力，操作方便，读数迅速，易被患者所接受。

（4）微循环功能的监测：微循环系统是指血管内径在 $300\ \mu m$ 以下的微动脉与微静脉间的血管学。按照微血管不同生理功能，可分为下述四类：①动力血管。②交换血管。③容量血管。④短路血管。受神经因素（主要为交感 N）和体液因素（全身性体液因素主要为儿茶酚胺与血管紧张素，局部性体液因素包括前列腺素、缓激肽、组胺、5-羟色胺及代谢因素）的调节。目前，国外正在研究利用微原索来探测不同细胞器和不同微血管的舒缩和灌流状况，试图准确地治疗休克，但难度很大。

（三）休克急救护理

1. 安静平卧

伤员到达后应尽快使伤员安静。避免过多地搬动，让伤员取平卧位，可将双下肢抬高 $20°\sim30°$，或同时将头和躯干部也抬高 $20°\sim30°$，以增加回心血量和减轻呼吸负担。

2. 给氧和人工辅助呼吸

保持呼吸道通畅，维持呼吸功能是休克预防和治疗的一项基本措施。对于昏迷的伤员要清除呼吸道血块、异物和分泌物，保持呼吸道通畅，头部偏向一侧，或置入通气管，以免舌后坠。一般休克伤员均需考虑给氧，有利于减轻组织缺氧状态。一般可间断给氧，多采用鼻导管或面罩给氧法，流量 $4\sim8\ L/min$，必要时用面罩加压给氧（用气囊加压），以增加潮气量。如发生呼吸困难，应迅速通知医师，必要时行气管内插管或气管切开作人工辅助呼吸。给氧时应注意以下几点。

（1）严格执行给氧的操作常规。

（2）注意鼻导管通畅，深度合适。

（3）氧气应湿化，湿化瓶以 $50\sim70\ ℃$温水为宜，使伤员不致因呼吸道干燥而排痰困难。

（4）大流量用氧者，如需停止用氧，应先降低流量，逐渐停用，使呼吸中枢逐渐兴奋，不能骤停。

（5）拟吸氧≥12 h者，为预防氧中毒，氧吸入的浓度不超过40%～60%为妥。

（6）协助伤员咳嗽、咳痰，如口咽和气管内有分泌物应及时吸除。

（7）要经常有备用氧气以免中断。氧气筒内氧气不能用尽，以防外界空气及杂质进入筒内引起再充气时爆炸。

3. 保温

休克患者，因其周围循环衰竭，体温常低于正常，四肢厥冷，应盖棉被或毛毯保暖，但不宜热水袋加温，一方面水温过热时会致烫伤，另一方面可使周围血管扩张而加重休克，另外，过度加温还可增加组织耗氧量，增强分解代谢，使酸中毒加重，影响抗休克的治疗效果。

4. 镇静止痛

酌情使用镇静或镇痛药物，疼痛剧烈时，可给予肌注或静注吗啡5～10 mg，或哌替啶50～100 mg。但严重的颅脑损伤或胸部损伤伴有呼吸困难的伤员禁用或慎用。

5. 妥善包扎开放性伤口

尤其对开放性胸部伤应及时施行密封包扎。对于骨折者要加以固定制动。

6. 止血

对于有活动性出血者应立即进行止血。一般外出血多用加压包扎法，少用或慎用止血带止血法。急救时已用止血带止血者，送至有条件的单位应尽快换用结扎或缝合等彻底止血法。有明确内出血者，应在大量输血、输液的同时进行紧急手术止血。

7. 动脉输血或输注高渗葡萄糖

对于濒死的重度休克伤员可给予动脉输血和输注高渗葡萄糖液（必要时加麻黄素30～60 mg），尽快使血压回升。取得暂时疗效后，必须给以其他抗休克措施。

8. 针灸

针灸有提高血压、稳定病情的作用，可酌情使用。取穴：人中、足三里、内关，一般用强刺激手法，伴有昏迷者加刺十宣、涌泉。此项措施应与其他措施同时进行。

（四）输液护理

休克均存在绝对或相对的血容量不足。扩容是维持正常血流动力和循环灌注的物质基础，是抗休克的最基本措施。在实施此项措施时应注意以下几点。

1. 早期建立输液通道

伤员到达后，不必等待医嘱，及早建立 1～2 条静脉输液通路。如果表浅静脉充盈，可做静脉穿刺输液，所用针头要粗大，以便于加快输入液体的流速，并可保证长时间的输入畅通无阻。如果休克较重，静脉已萎陷，穿刺确有困难，不能配合者，应当机立断进行静脉切开，不宜反复穿刺，耽误抢救时间。

2. 输血输液的原则

休克时不仅要补充已丧失的血容量（全血、血浆、水电解质），还要填补已开放的毛细血管床，才能纠正有效循环血量与组织灌流量的不足。因此，输血、输液量常常比估计丢失量要多 3～4 倍。补液、输血的原则一般是"丢失什么，补充什么，需要什么，补充什么，需要多少，补充多少"。也要根据需要与可能灵活掌握。一般创伤性休克的患者，多先快速输注平衡盐液，必要时再随之输入血浆或血浆增容剂（右旋糖酐等），待交叉配血后再酌情输入全血。在应用低分子右旋糖酐之前，医护人员应先送血型鉴定与交叉配血，以免用药后造成误差。

实践证明，应用平衡盐溶液抢救大批休克伤病员，是行之有效的抗休克输液术。尤其是在血源供应不足时，先用平衡盐溶液补充创伤伤员的血容量，待有条件后再纠正贫血等情况，这在战时是很实用的救治方法。重度休克伤员一般在 30～40 min 内输入 1 000～1 500 mL 平衡盐，甚至个别伤员在 10 min 内输入 1 000 mL，12 h 内总量最多达 15 L，使伤员得救而未发生肺水肿等方面的并发症。在失血量不很大（红细胞比容不低于 0.25）的伤员，单纯输注平衡盐溶液，大多可使伤员的脉搏、血压稳定下来。但值得提出的是，失血过多又大量输注平衡盐溶液后，血液将进一步稀释，血红蛋白和血浆渗透压降低，组织的氧供应更为减少；输入的平衡盐溶液也会很快渗透至血管外，一时提高的血压又会下降。故在抢救严重休克伤员时，必须及时输注一定量的全血，才能提高抗休克的效果。对胸膜腔大量出血的伤员，在血源短缺的情况下，可利用自体血回输。在输注平衡盐溶液过程中应尽可能经常测定红细胞比容和血红蛋白浓度以监测病情，最高稀释度以血红细胞比容不低于 0.25 和血红蛋白浓度不低于 60～80 g/L为限。

3. 掌握好输液速度

补液太慢、太少，不能纠正休克；补液过快、过多，则可引起心力衰竭和肺水肿等并发症。因此输液速度的掌握常常直接影响休克复苏的成效。对于青壮年创伤患者来说，心血管功能良好，一般不易发生心肺方面的并发症。当然对于颅脑、胸部伤伤员仍需注意输液速度。但近年来，也有人主张放宽限制，在有休克的颅脑伤伤员也应将抢救休克放在首位。因此，对于休克伤员的输液，要求先快后慢，可选用粗针头（9～12 号），多通路（2～4 条静脉通路），提高输液瓶高度及加压输液等方法，使液体迅速输入。一般是将估计减少的血容量的半量，在短时间内快速输入，然后根据伤员的反应调整速度。如果伤员反应较好，可将另一半继续输入，并逐渐减慢速度。如果反应较差，则后一半仍继续快速输入，然后再根据情况考虑进一步输入的量与速度。总之，无论是输入的量还是速度，必须在密切观察下输入，边分析，边估计，边调整。若经过一段输液，估计量已足够，而伤员情况却未见明显改善，要及时报告医师考虑其他原因和措施，如彻底止血和引流等。

对于严重休克，经一般处理后反应差，血压不能恢复正常者，或年纪较大，心肺功能欠佳者，有条件时可行中心静脉压测定，以了解血液动力学状态。通过连续的中心静脉压的监测，可以同时达到以下的目的：①估计休克状态。②衡量治疗效果。③估计输液的限度。④估计右心功能。⑤便于输入高渗或刺激性较强的液体（如氯化钾）。

（五）应用血管活性药物的护理

（1）使用血管收缩药，如去甲肾上腺素，切忌药液渗漏于血管外，引起皮肤坏死。使用时，应先输入 5% 葡萄糖液，等待液体输入通畅，确实证明在血管内时，再加入血管收缩药于液内摇匀，缓慢滴注。若已外漏，可用苄胺唑啉 5 mg 或妥拉苏林 5 mg 溶于 1% 普鲁卡因或等渗盐水 10～20 mL 中局部皮下浸润。

（2）使用血管扩张药之前应先补充血容量，心率＞120 次/分者，忌用异丙肾上腺素，以免引起心律失常。

（3）使用血管收缩药，最好同时使用甘露醇利尿，以防急性肾衰竭，也可与血管扩张药（苄胺唑啉）等同时应用。

（4）使用血管活性药物需注意从小剂量开始，停药时逐渐减量，以防血压骤降，药物选择与注入速度均应遵照医嘱。

（5）开始用升压药时血压常不稳定，应 5～10 min 测量 1 次。根据血压的高低适当调节药物浓度。有的患者对升压药很敏感，收缩压可由测不到而突然升高达 26.7 kPa。在患者感到头痛、头晕、烦躁不安时应立即停药，并将情况告诉医师。用升压药必须从最低浓度、慢速开始。每 5 分钟测血压 1 次，待血压平稳与全身情况好转后，改为每 15～30 分钟测 1 次，并按药量浓度及剂量计算滴数。

（6）长期输液患者，每 24 小时更换输液器 1 次，注意保护血管，选择血管时宜先难后易，先下后上。

（7）烦躁不安或神志不清时，输液的肢体宜用夹板固定，并应衬好软垫，松紧适度，同时应备床栏，以防患者坠床跌伤。

（六）预防褥疮

（1）休克患者属重症，大多是卧床，故应保持床单清洁、平整、干燥。定时翻身、拍背，并做好皮肤护理。

（2）对强迫体位的患者，要做好受压部位的皮肤保护，适当使用气垫床或局部加垫。

第五节　呼吸困难

　　呼吸困难是指患者呼吸时主观上自觉空气不足或呼吸急促，客观上可看到患者呼吸活动费力、辅助呼吸肌参与呼吸运动，以增加通气量。呼吸频率、深度与节律发生异常，严重时可出现张口、抬肩、鼻翼扇动、发绀甚至端坐呼吸，而引起严重不适的异常呼吸。正常人在安静状态下，因年龄不同，呼吸次数有很大的差异，一般情况下，呼吸频率随年龄的增长而减慢，但当从事运动或情绪波动时，呼吸次数也会有明显的变化。

一、病因与发病机制

（一）病因

　　呼吸困难的发生与呼吸运动密切相关，调节呼吸运动的机制有：①神经调节，包括各种反射系统和高级中枢神经系统。②呼吸力学：主要为弹性阻力与非弹性阻力。③气体交换，通过气体交换，机体吸入氧，呼出二氧化碳。

　　一般来说，呼吸运动受很多因素的影响，如年龄、运动、睡眠、精神兴奋、剧痛等均可使呼吸次数减慢或增快。临床上当人体呼吸不能适应机体的需要时，则发生呼吸困难，呼吸困难常见于呼吸、循环、神经、血液系统疾病及中毒患者。

　　1. 呼吸系统疾病

　　（1）喉部疾病：主要是因为肺外的通气路径即上呼吸道阻塞，如吞入异物、喉头血管性水肿、白喉等。

　　（2）气管、支气管疾病：支气管哮喘、毛细支气管炎、异物、肿瘤、气管或支气管受压（如甲状腺肿大、主动脉瘤、纵隔肿瘤）。

　　（3）肺部疾病：肺炎、肺脓肿、肺不张、肺梗死、弥漫性肺结核、肺动脉栓塞等。

　　（4）胸膜疾病：胸膜炎、胸腔积液、自发性气胸、血胸等。

（5）胸壁改变：多源于胸廓畸形，如漏斗胸、鸡胸、脊柱侧弯或后侧弯、后弯、前弯及脊柱炎等。

（6）呼吸肌病变：呼吸肌麻痹是由于横膈神经受损或格林巴利综合征造成支配呼吸肌的运动神经元损害。

2. 心脏疾病

充血性心力衰竭，心包大量快速积液等。

3. 血液变化

重度贫血，失血，一氧化碳中毒，糖尿病，尿毒症等。

4. 神经精神性疾病

脊髓灰质炎，格林－巴利综合征所致的肋间肌或膈肌麻痹，脑出血，癔症，重症肌无力等。

5. 其他

大量腹水，气腹，腹腔内巨大肿瘤，怀孕后期等。

（二）发病机制

造成呼吸困难的机制大致分为以下几个方面。

1. 通气不足

（1）呼吸道阻力增加。

（2）呼吸运动受限，胸肺顺应性降低，顺应性由弹性决定，弹性丧失，则由不顺应变为僵硬。

（3）呼吸肌的神经调节或胸廓功能障碍。

2. 弥散功能障碍

肺泡中的氧透过气－血间的一切屏障进入血液并与血红蛋白结合的量下降。肺泡－毛细血管膜面积减少或肺泡－毛细血管膜增厚，均会影响换气功能而导致呼吸困难。

3. 肺泡通气与血流比例失调

肺泡通气与血流比值大于或小于 0.8 时，分别造成无效通气与生理性动静脉分流，导致缺氧。

4. 吸入的氧气不足

空气中的氧含量较低或组织无法利用氧，如氰化物中毒，不正常的血红蛋白无法携带氧气，虽有足够的氧气到达组织，但是却无法为组织所利用等。

由于以上因素刺激延髓呼吸中枢，增加呼吸肌的工作量，企图增加氧的供给量，从而造成呼吸困难的症状。

二、分类

（1）按其病因可分为呼吸源性、心源性、血源性、中毒性、神经精神性呼吸困难。

（2）按其发病急缓可分为突发性、阵发性和慢性呼吸困难。

（3）按其程度可分为轻度呼吸困难，即指运动时出现呼吸困难；中度呼吸困难，指安静状态下无症状，但稍微运动即造成呼吸困难；重度呼吸困难，指安静状态下也出现明显的呼吸困难。

（4）按呼吸周期可分为吸气性呼吸困难，指吸气时出现显著的呼吸困难，有明显的三凹征，即吸气时胸骨上窝、锁骨上窝、肋间隙出现凹陷；呼气性呼吸困难，指呼气费力，呼气时间延长；混合性呼吸困难，指吸气与呼气均费力。

三、临床表现

（一）呼吸困难会导致呼吸频率、节律及深度的变化

1. 潮式呼吸

即陈－施呼吸，指呼吸由浅慢至深快，再由深快至浅慢直至暂停数秒，再开始如上的周期性呼吸。

2. 间停呼吸

即毕奥呼吸，指在有规律地呼吸几次后，突然停止呼吸，间隔一个短的时期后，又开始呼吸，如此周而复始。

3. 叹息样呼吸及点头呼吸

叹息样呼吸及点头呼吸是临终性呼吸。

4. 呼吸频率异常

呼吸频率异常指呼吸过快或过慢。

5. 呼吸深度异常

呼吸深度异常指呼吸深大或呼吸微弱而呼吸频率不变，也可为频率、深度均异常。

（二）循环系统反应

呼吸困难刺激心脏使心率加快，心搏出量增加，血压上升。但严重呼吸困难可导致血压、脉率和搏出量下降，而发生心肌缺氧、坏死、心律失常，甚至心搏骤停。表现为出冷汗、发绀、胸部压迫感、杵状指等。

（三）中枢神经系统反应

呼吸困难可致低氧血症和高碳酸血症，神经细胞对低氧极为敏感。一般说来，轻度低氧血症时，最早出现的功能紊乱表现在智力、视觉方面，短暂或轻微的缺氧后功能可迅速恢复，重而持久的缺氧则导致神经细胞死亡。严重时，可出现脑皮质功能紊乱而发生一系列功能障碍，直接威胁生命。中枢神经系统功能障碍表现为头痛、不安、空白与记忆障碍、计算障碍、精神紊乱、嗜睡、惊厥、昏迷等。

（四）泌尿系统反应

呼吸困难引起轻度缺氧时，尿中可出现蛋白、红细胞、白细胞与管型，严重时可发生急性肾衰竭，出现少尿、氮质血症和代谢性酸中毒，甚至无尿。

（五）消化系统反应

呼吸困难致严重缺氧时，可使胃壁血管收缩，降低胃黏膜的屏障作用，出现消化道出血；另外，二氧化碳潴留可增强胃壁细胞的碳酸酐酶活性，而使胃酸分泌增加。

（六）酸碱度与电解质变化反应

呼吸困难可致呼吸性酸中毒、代谢性酸中毒或呼吸性酸中毒合并代谢性酸中毒、呼吸性碱中毒。

（七）耐力反应

严重的呼吸困难致患者能量消耗增加和缺氧，故感胸闷、气急、耐力下降，而使活动量减少。

（八）心理反应

呼吸困难与心理反应是相互作用、相互影响的关系。呼吸困难的心理反应受个性、人群关系、情绪及既往经验等影响。如极度紧张会导致呼吸困难，激怒、焦虑或挫折等易加剧哮喘者的呼吸困难，惊吓、疼痛等易发生过度换气的呼吸困难。呼吸困难一般可导致表情痛苦、紧张、疲劳、失眠；严重时会有恐惧、惊慌、濒死感；慢性呼吸困难患者自觉预后差，另外，家庭经济不宽裕、家属或人群缺乏同情心也可使患者悲观、失望甚至厌世。呼吸困难的病因是否明确、其性质和发作持续时间也会使患者产生不良的心理反应。

四、治疗

（一）药物治疗

常用药物有肾上腺素，为治疗支气管哮喘药，禁用于高血压及心脏病患者，且注射时要测量患者的脉搏、血压等生命体征；异丙肾上腺素，禁用于伴冠心病、心动过速、甲亢的支气管哮喘者，且用量不宜过大，并应舌下含服；氨茶碱，禁用于伴严重心血管病、肾脏病的呼吸困难患者，静脉注射液的配制一般为氨茶碱 0.25 g＋25％葡萄糖 20 mL，缓慢推注，同时应严密观察患者，静脉注射后至少 4～6 h 再开始口服治疗。本品不宜与麻黄碱或其他拟肾上腺素药同时注射，否则会增加氨茶碱的毒性作用。

（二）氧疗法

氧疗法指用提高吸入气中氧浓度的方法增加肺泡中的氧分压、提高动脉血氧分压和氧含量、改善或消除低氧血症的治疗方法。氧疗吸入气的氧浓度，低的可只稍高于空气，如 24％～28％，高的可达 100％，即"纯氧"，应根据呼吸困难的程度而定。氧疗法一般包括使用鼻导管、面罩、气管插管等给氧方式。在氧疗过程中，会因使用不当而出现如下危险。

1. 慢性气道阻塞患者

用氧之初，若氧的浓度太高，则有导致二氧化碳积聚的危险，因为这些病的呼吸运动是由低的血氧分压刺激外周感受器所驱动的，一旦用过高浓度氧，则消除了这种刺激，引起通气减少甚至暂停，反而导致更严重的二氧化碳积聚。

2. 氧中毒

长时间使用高浓度氧将发生氧中毒。持续用氧 24 h，胸骨会产生难受的感觉，用 36 h 则发生血氧分压下降，连续用两天 50% 浓度的氧，则可产生氧中毒的反应。

（四）人工机械通气法

人工机械通气是帮助重度呼吸困难者度过危险期的重要手段。使用人工通气，须用气管内插管或气管切开。机械通气类型有间歇正压通气（IPPV）、呼气末正压通气（PEEP）、连续气道正压通气（CPAP）等。

五、护理

（一）护理目标

（1）呼吸困难的程度及伴随症状减轻或消失。

（2）患者舒适感增加。

（3）患者及家属配合治疗的自我管理能力提高。

（二）护理措施

1. 减轻呼吸困难

（1）维持患者呼吸道通畅：①对意识清醒、能自行咳嗽、咳痰者，应协助其翻身、叩背，指导其有效咳嗽、排痰的动作。②痰液多且黏稠时，可服祛痰药或行雾化吸入。③对于咳痰无力、痰不易咳出者，应及时给予吸痰。④对于气道部分或完全堵塞、神志不清者，应及时建立人工气道，如行气管切开或气管内插管，进行吸痰。

（2）维持患者的舒适体位：①根据病情，可借助枕头、靠背椅或床旁桌，采取半坐卧或坐位身体前倾的体位，并维持患者舒适。②若无法躺下或坐下，则可采取背靠墙、重心放于双脚、上半身前倾的姿势，使胸廓和横膈放松，以利呼吸。③少数患者也可采取特殊卧位，如自发性气胸者应取健侧卧位，大量胸腔积液患者取患侧卧位，严重堵塞性肺气肿患者应静坐，缓缓吹气。

（3）保证休息：减少活动量，可减少氧及能量的消耗，减轻缺氧，改善心、肺功能。

（4）穿着适当：避免穿紧身衣物和盖厚重被子，以减轻胸部压迫感。

（5）提供舒适环境：保持环境安静，避免噪音，调整室内温、湿度，保持空气流通、清新。

（6）稳定情绪：必要时限制探视者，并避免谈及引起患者情绪波动的事件，使患者心情平静。

（7）指导患者采取放松技巧：①吸气动作应缓慢，尽量能保持4～5 s以上，直至无法再吸气后，再缓慢吐气。②噘嘴呼吸以减慢呼吸速率，增加气道压力，减轻肺塌陷，缓解呼吸异常现象。

2．指导患者日常生活方式

（1）禁烟、酒，以减轻呼吸道黏膜的刺激。

（2）进易消化、不易发酵的食物，控制体重，避免便秘、腹部胀气及肥胖，因为肥胖时代谢增加，氧耗量增加，而使呼吸困难加重。

（3）根据自我呼吸情况，随时调整运动类型及次数。

（4）避免接触可能的过敏原，减少呼吸困难的诱因。

（5）保持口腔、鼻腔清洁，预防感染。

3．严密观察病情并记录

（1）观察呼吸频率、节律、形态的改变及伴随症状的严重程度等。

（2）及时分析血气结果，以判断呼吸困难的程度。

（3）记录出入水量，如心源性呼吸困难者，应准确记录出入水量，以了解液体平衡情况；哮喘引起的呼吸困难者，在不加重心脏负担的前提下，应适当进水。

4．提高患者自我管理能力

（1）指导患者掌握各种药物的正确使用方法，尤其是呼吸道喷雾剂的使用，并给予回复示教，以确定患者能正确使用。

（2）指导患者及家属执行胸部物理治疗，如呼吸锻炼、有效咳嗽、背部叩击、体位引流等，使之能早日自行照顾。

（3）向患者解释饮食的重要性，使之了解饮食习惯与呼吸困难的利害关系。

（4）教会患者观察呼吸困难的各种表现，严重时应及时就医。

（5）保持心情愉快，适当休息，避免劳累，减少谈话。

（6）向患者解释氧疗及建立人工气道的重要性，使之能理解与配合。

5. 氧疗护理

正确的氧疗可缓解缺氧引起的全身各器官系统生理学改变，提高患者的活动耐力和信心。鼻导管氧气吸入较为普遍，一般流量为 $2\sim4$ L/min。

（1）轻度呼吸困难伴轻度发绀，$PaO_2 > 34.58$ kPa（260 mmHg），$PaCO_2 < 6.65$ kPa（50 mmHg），可给低流量鼻导管吸氧。

（2）中度呼吸困难伴明显发绀，PaO_2 为 $4.66\sim6.65$ kPa（$35\sim50$ mmHg），可给低流量吸氧，必要时也可加大氧流量，氧浓度为 $25\%\sim40\%$。

（3）重度呼吸困难伴明显发绀，$PaO_2 < 3.99$ kPa（30 mmHg），$PaCO_2 > 9.31$ kPa（70 mmHg），可给持续低流量吸氧，氧浓度为 $25\%\sim40\%$，并间断加压给氧或人工呼吸给氧。

6. 加强用药管理

用药期间应密切监测呼吸情况、伴随症状及体征，以判断疗效，注意药物不良反应，掌握药物配伍禁忌。

第五章

护患关系与沟通

第一节 护士与患者的关系

护理工作中的人际关系包括护患关系、医护关系和护护关系等，其中护患关系是护理人员面临的最重要的关系。

一、性质

（一）护患关系是一种治疗性的人际关系（亦称专业性人际关系）

护患关系是在护理服务过程中，护理人员与患者自然形成的一种帮助与被帮助的人际关系。与一般人际关系不同，在护患关系中，护士作为专业帮助者处于主导地位，并以患者的需要为中心。护士通过实施护理程序来满足患者的需要，从而建立治疗性的人际关系。护理人员的素质、专业知识和专业技术水平等会影响护患关系的建立。

（二）护患关系是专业性的互动关系

在护患关系中，护士与患者是相互影响的。双方不同的经历、知识、情绪、行为模式、文化背景、价值观、与健康有关的经验等都会影响到彼此间的关系与交往。

二、护患关系的基本模式

美国学者萨斯和苛伦德提出了医患关系的 3 种模式，这一模式分类也同样适用于护患关系。

（一）主动—被动型模式

这是一种传统的护患关系模式。在护理活动过程中，护理人员处于主动、主导的地位，而患者则处于完全被动的、接受的从属地位。即所有的护理活动，只要护士认为有必要，不需经患者同意就可实施。这一模式主要存在于患者难以表达自己意见的情况下，如昏迷状态、全麻手术过程中或婴幼儿等。这需要护理人员发挥积极能动的作用。

（二）指导—合作型模式

在护理活动过程中，护患双方都具有主动性，由护理人员决定护理方案、护理措施，而患者则尊重护理人员的决定，并主动配合，提供自己与疾病有关的信息，对方案提出意见与建议。这一模式主要适用于患者病情较重，但神志清醒的情况下。此情况下，患者希望得到护理人员的指导，积极发挥自己的主观能动性。

（三）共同参与型模式

这一模式在护理活动过程中，护患双方具有大致同等的主动性和权利，共同参与护理措施的决策和实施。患者不是被动接受护理，而是积极主动配合，参与护理；护士尊重患者权利，与患者协商共同制定护理计划。此模式主要适用于患慢性病和受过良好教育的患者。

三、护患关系的分期

护患关系的建立、维持和结束可分为 3 期。

（一）第一期（初始期）

从患者与护士开始接触时就开始了。此期的主要任务是护患之间建立信任关系，并确定患者的需要。信任关系是建立良好护患关系的决定性因素之一。护士通过观察、询问、评估患者，收集资料，发现患者的健康问题，制定护理计划。患者根据护士的言行逐渐建立对护士的信任。

（二）第二期（工作期）

此期护患之间在信任的基础上开始合作，主要任务是护理人员通过实施护理措施来帮助患者解决健康问题，满足患者需要，达到护理目标。在护理过程中，应鼓励患者参与，充分发挥患者的主观能动性，减少其对护理的依赖。

（三）第三期（结束期）

在达到护理目标后，护患关系就进入结束阶段，此期的主要任务是圆满地结束护患关系。护士应了解患者对目前健康状况的接受程度，制定患者保持和促进健康的教育计划，了解护患双方对护患关系的评价，并征求患者意见，以便今后工作中进一步改进。

第二节　护士与患者的沟通

一、沟通的概念

沟通是信息遵循一系列共同的规则相互传递的过程。沟通是形成人际关系的手段。

二、沟通的基本要素

沟通的过程包括沟通的背景或情景、信息发出者、信息、信息传递途径、信息接受者和反馈等 6 个基本要素。

（一）沟通的背景或情景

沟通的背景或情景指沟通发生的场所或环境，既包括物理场所，也包括沟通的时间和沟通参与者的个人特征，如情绪、文化背景等。不同的沟通背景或情景会影响对沟通信息的理解。

（二）信息发出者

信息发出者指发出信息的主体，既可以是个人，也可以是群体、组织。信息发出者的社会文化背景、知识和沟通技巧等都可对信息的表达和理解造成影响。

（三）信息

信息是沟通得以进行的最基本的要素，指能够传递并被接收者所接受的观点、思想、情感等。包括语言和非语言的行为。

（四）信息传递途径

信息传递途径指信息传递的手段或媒介，包括视觉、听觉、触觉等。护士在进行沟通时，应根据实际情况综合运用多种传递途径，以帮助患者更好地理解信息。

（五）信息接受者

信息接受者是接受信息的主体。信息接受者的社会文化背景、知识和沟通技巧等均可影响信息的理解和表达。

（六）反馈

反馈指沟通双方彼此的回应。

三、沟通的基本层次

沟通可分为以下 5 个层次。

（一）一般性沟通

一般性沟通又称陈词滥调式的沟通，是沟通双方参与的程度最差，彼此分享真实感觉最少的沟通。双方往往只是表达一些表面式的社交性话题，如"今天天气不错""您好吗"等。在护患关系建立的初期，可使用一般性沟通帮助建立信任关系，并有助于鼓励患者表达出有意义的信息。但如一直维持在这一层次，将无法建立治疗性人际关系。

（二）陈述事实的沟通

陈述事实的沟通是一种不掺加个人意见、判断，不涉及人与人之间关系的一种客观性沟通。如"我曾做过剖宫产手术""我今年50岁"等。这一层次的沟通对护士了解患者的情况非常重要，护士不应阻止患者以此种方式进行沟通，以促使其表达更多的信息。

（三）分享个人的想法

这一层次的沟通比陈述事实的沟通高一层次。患者对护士表达自己的想法，表示护患之间已建立起信任感，如患者向护士表达其对治疗的要求等。此时，护士应注意理解患者，不要随意反对患者。

（四）分享感觉

在沟通双方相互信任的基础上才会发生。沟通时个体愿意和对方分享他的感觉、观点、态度等。

（五）一致性的沟通

这是沟通的最高层次，指沟通双方对语言和非语言性行为的理解一致，达到分享彼此感觉的最高境界。如护士和患者不用说话，就可了解对方的感觉和想表达的意思。

四、沟通的基本类型

按照沟通使用的符号分类，沟通可分为语言性沟通和非语言性沟通。

（一）语言性沟通

语言性沟通是指沟通者通过语言或文字的形式与接受者进行信息的传递与交流。护士在为患者采集病史、进行健康教育和实施护理措施时都必须进行语言性沟通。

（二）非语言性沟通

非语言性沟通是指不使用语言或文字进行的沟通，而是通过躯体姿势和运动、面部表情、空间、声音和触觉等来进行信息的沟通。非语言性沟通可以伴随着语言性沟通而产生，主要目的是表达情绪和情感、调节互动、验证语言信息、维护自我形象和表示人际关系的状态。非语言性沟通具有情景性、整体性和可信性的特点。非语言性沟通形式主要包括以下几种。

1. 体语

体语指通过人体运动表达的信息，如仪表、面部表情、眼神、姿态、手势、触摸等。

2. 空间效应

空间效应指沟通双方对他们沟通中的空间和距离的理解与运用。个体沟通时的空间与距离会影响个体的自我暴露程度与舒适感。人际交往中的距离主要分为4种。

（1）亲密区：指沟通双方距离小于 50 cm，当护士在进行查体、治疗、安慰、爱抚时，与患者之间的距离。

（2）个人区：指沟通双方距离在 50～100 cm 之间，人们与亲友交谈、护士与患者进行交谈时主要使用此区距离。

（3）社会区：指沟通双方距离在 1.1～4 m 之间，在工作单位和社会活动时常用，如护士同事一起工作时或护士通知患者吃饭等。

（4）公众区：指沟通双方距离在 4 m 以上，一般用于正式公开讲话中，如上课、开会等。

3. 反应时间

反应时间的长短可反映对沟通的关注程度，及时的反应可鼓励沟通的进行。

4. 类语言

类语言指伴随语言产生的声音，包括音质、音量、音调、语速、节奏等。这些可影响人们对沟通的注意力，同时可表达沟通者的情绪和情感。

五、影响有效沟通的因素

（一）信息发出者和信息接收者的个人因素

包括生理因素（如年龄、疲劳、疼痛、耳聋等）、情绪状态（如愤怒、焦虑、悲伤等）、知识水平（如文化程度、语言等）、社会背景（如种族、民族、职业等）、个性特征、外观形象等。

（二）信息因素

包括信息本身是否清楚、完整、符合逻辑、是否相互矛盾等。

（三）环境因素

包括物理环境（如光线、温度、湿度、整洁度、噪声及是否利于保护患者隐私等）和社会环境（如人际关系、沟通的距离、氛围等）。

（四）不适当的沟通方式

常见的有突然改变话题、急于陈述自己的观点、匆忙下结论或表达个人的判断、虚假或不适当的安慰、针对性不强的解释、引用事实不当等。

六、常用的沟通技巧

良好的沟通技巧是达到有效沟通的重要保障，有效沟通是指信息接收者所接收的信息与发出者所要表达的一致。常用的沟通技巧包括以下几点。

（一）倾听

倾听时，护士要做到注意力集中，全神贯注，避免分心；耐心，不随意打断患者的谈话；不急于做判断；除关注患者的语言信息外，还要关注患者的非语言信息，以了解患者真正要表达的意思。此外，护士应注意做到与患者经常保持眼神的交流，进行适当的提问以及采用适当的非语言信息时常给患者以响应。

（二）反应

反应即信息接收者（护士）将部分或全部的沟通内容（包括语言性及非语言性的）反述给发出者（患者），使其能对自己的谈话和表现进行评估，如"您看起来好像……"。进行反应时应注意，鼓励患者显露其情绪和情感，并恰当地运用移情，帮助建立信任的护患关系。

（三）提问

提问的方式可分为明确性提问、激励性提问、征求意见性提问、证实性提问等类型。所提的问题有开放式问题和封闭式问题两种。开放式问题没有固定的答案，是让患者自由作答，因此可获得较多的信息，但需要时间较长，如"您现在有哪些不适"；封闭式问题答案是限定的，只要做简单的选择即可，省时、效率高，但不利于患者表露自己的感情和提供额外的信息，如"您是否吸烟"。提问时，护士应注意组织好提问的内容，围绕谈话中心，避免跑题；所用语言应能为患者理解，避免应用术语。此外，应注意提问的时机、语气、语调和句式，避免诱导式的提问和不愉快的提问。

（四）重复

重复即指将患者关键的话重复一遍；或保持患者原意不变，将患者的话用自己的语言给予复述。恰当的重复可增强患者对护士的信任。

（五）澄清和阐明

澄清是将患者模棱两可、含糊不清或不够完整的谈话弄清楚，以增强沟通的准确性。阐明是对患者所表达的问题进行解释的过程，目的是为患者提供一个新的观点。

（六）沉默

适当地运用沉默可以给患者思考的时间，让患者感到护士在认真倾听，同时也给了护士观察患者和调试自己的时间。急于打破沉默会阻碍有效的沟通。

（七）触摸

触摸是一种非语言性沟通技巧，适当的触摸可加强沟通。护士可通过适当的触摸表达对患者的关心、理解和支持，也是护士与视觉或听觉有障碍的患者进行有效沟通的重要方法。但应注意针对不同年龄、性别、种族、文化背景等的对象采取适当的、个性化的触摸，以免产生消极后果。

第六章

上消化道大出血

一、疾病概述

（一）概念和特点

上消化道出血是指屈氏韧带以上的消化道，包括食管、胃、十二指肠、胰腺、胆管等病变引起的出血，以及胃空肠吻合术的空肠病变引起的出血。上消化道大出血是指数小时内失血量超过1 000 mL或循环血容量的20%，主要表现为呕血和（或）黑便，常伴有血容量减少而引起急性周围循环衰竭，是临床的急症，严重者可导致失血性休克而危及生命。

近年来，本病的诊断和治疗水平有很大的提高，临床资料统计显示，80%～85%急性上消化道大出血患者短期内能自行停止，仅15%～20%患者出血不止或反复出血，最终死于出血并发症，其中急性非静脉曲张性上消化道出血的发病率在我国仍居高不下，严重威胁人民的生命健康。

（二）相关病理生理

上消化道出血多起因于消化性溃疡侵蚀胃基底血管导致其破裂而引发出血。出血后逐渐影响周围血液循环量，如因出血量多引起有效循环血量减少，进而引发血液循环系统代偿，以致血压降低，心悸、出汗，这急需即刻处理。出血处可能因血块形成而自动止血，但也可能再次出血。

（三）上消化道出血的病因

上消化道出血的病因包括溃疡性疾病、炎症、门脉高压、肿瘤、全身性疾病等。临床上最常见的病因是消化性溃疡，其他依次为急性糜烂出血性胃炎、食管胃底静脉曲张破裂和胃癌。现将病因归纳列述如下。

1. 上消化道疾病

（1）食管疾病、食管物理性损伤、食管化学性损伤。

（2）胃、十二指肠疾病：消化性溃疡、Zollinger-Ellison 综合征、胃癌等。

（3）空肠疾病：胃肠吻合术后空肠溃疡、空肠 Crohn 病。

2. 门静脉高压引起的食管胃底静脉曲张破裂出血

（1）各种病因引起的肝硬化。

（2）门静脉阻塞：门静脉炎、门静脉血栓形成、门静脉受邻近肿块压迫。

（3）肝静脉阻塞：如 Budd-Chiari 综合征。

3. 上消化道邻近器官或组织的疾病

（1）胆管出血：胆囊或胆管结石、胆管蛔虫、胆管癌、肝癌、肝脓肿或肝血管瘤破入胆管等。

（2）胰腺疾病：急慢性胰腺炎、胰腺癌、胰腺假性囊肿、胰腺脓肿等。

（3）其他：纵隔肿瘤或囊肿破入食管、主动脉瘤、肝或脾动脉瘤破入食管等。

4. 全身性疾病

（1）血液病：白血病、血友病、再生障碍性贫血、DIC 等。

（2）急性感染：脓毒症、肾综合征出血热、钩端螺旋体病、重症肝炎等。

（3）脏器衰竭：尿毒症、呼吸衰竭、肝衰竭等。

（4）结缔组织病：系统性红斑狼疮、结节性多动脉炎、皮肌炎等。

5. 诱因

（1）服用水杨酸类或类固醇消炎药物或大量饮酒。

（2）应激相关胃黏膜损伤：严重感染、休克、大面积烧伤、大手术、脑血管意外等应激状态下，会引起应激相关胃黏膜损伤。

应激性溃疡可引起大出血。

（四）临床表现

上消化道大量出血的临床表现主要取决于出血量及出血速度。

1. 呕血与黑便

呕血与黑便是上消化道出血的特征性表现。上消化道出血之后，均有黑粪。出血部位在幽门以上者常有呕血。若出血量较少、速度慢亦可无呕血。反之，幽门以下出血如出血量大，速度快，可因血反流入胃腔引起恶心、呕吐而表现为呕血。

呕血多棕褐色呈咖啡渣样，如出血量大，未经胃酸充分混合即呕出，则为鲜红色或有血块。黑粪呈柏油样，黏稠而发亮，当出血量大，血液在肠内推进快，粪便可呈暗红甚至鲜红色。

2. 失血性周围循环衰竭

急性大量失血由于循环血容量迅速减少而导致周围循环衰竭。一般表现为头昏、心慌、乏力，突然起立发生晕厥、肢体冷感、心率加快、血压偏低等。严重者呈休克状态。

3. 发热

大量出血后，多数患者在 24 h 内出现低热，持续 3～5 d 后降至正常。发热原因可能与循环血量减少和周围循环衰竭导致体温调节中枢功能紊乱等因素有关。

4. 氮质血症

上消化道大量出血后，由于大量血液蛋白质的消化产物在肠道被吸收，血中尿素氮浓度可暂时增高，称为肠源性氮质血症。一般于一次出血后数小时血尿素氮开始上升，24～48 h 达到高峰，一般不超过 14.3 mmol/L（40 mg/dL），3～4 日后降至正常。

5. 贫血和血象

急性大量出血后均有失血性贫血。但在出血的早期，血红蛋白浓度、红细胞计数与血细胞比容可无明显变化。在出血后，组织液渗入血管内，使血液稀释，一般经 3～4 h 以上才出现贫血，出血后 24～72 h 血液稀释到最大限度。贫血程度取决于失血量外，还和出血前有无贫血、出血后液体平衡状态等因素相关。

急性出血患者为正细胞正色素性贫血，在出血后骨髓有明显代偿性增生，可暂时出现大细胞性贫血，慢性失血则呈小细胞低色素性贫血。出血 24 h 内网织红细胞即见增高，出血停止后逐渐降至正常。白细胞计数在出血后 2～5 h 轻至中度升高，血止后2～3 日才恢复正常。但在肝硬化患者中，如同时有脾功能亢进，则白细胞计数可不升高。

（五）辅助检查

1. 实验室检查

测定红细胞、白细胞、血小板计数，血红蛋白浓度，血细胞比容，肝肾功能，大便隐血检查等（以了解其病因、诱因及潜在的护理问题）。

2. 内镜检查

出血后 24～48 h 内行急诊内镜检查，可以直接观察出血部位，明确出血的病因，同时对出血灶进行止血治疗是上消化道出血病因诊断的首选检查方法。

3. X 线钡餐检查

对明确病因亦有价值。主要适用于不宜或不愿进行内镜检查者或胃镜检查未能发现出血原因，需排除十二指肠降段以下的小肠段有无出血病灶者。

4. 其他

放射性核素扫描或选择性动脉造影如腹腔动脉、肠系膜上动脉造影帮助确定出血部位，适用于内镜及 X 线钡剂造影未能确诊而又反复出血者。不能耐受 X 线、内镜或动脉造影检查的患者，可作吞线试验，根据棉线有无沾染血迹及其部位，可以估计活动性出血部位。

（六）治疗原则

上消化道大量出血为临床急症，应采取积极措施进行抢救。迅速补充血容量，纠正水电解质失衡，预防和治疗失血性休克，给予止血治疗，同时积极进行病因诊断和治疗。

药物治疗：包括局部用药和全身用药两部分。

1. 局部用药

经口或胃管注入消化道内，对病灶局部进行止血，主要如下。

（1）8～16 mg 去甲肾上腺素溶于 100～200 mL 冰盐水口服，通过强烈收缩出血的小动脉而止血，适用于胃、十二指肠出血。

（2）口服凝血酶，通过接触性止血，促使纤维蛋白原转变为纤维蛋白，加速血液凝固，近年来被广泛应用于局部止血。

2. 全身用药

经静脉进入体内，发挥止血作用。

（1）抑制胃酸分泌药：对消化性溃疡和急性胃黏膜损伤引起的出血，常规给予 H_2 受体拮抗剂或质子泵阻滞剂，以提高和保持胃内较高的 pH，有利于血小板聚集及血浆凝血功能所诱导的止血过程。常用药物有：西咪替丁 200～400 mg，每 6 小时 1 次；雷尼替丁 50 mg，每 6 小时 1 次；法莫替丁 20 mg，12 小时1 次；奥美拉唑40 mg，每 12 小时 1 次。急性出血期均为静脉用药。

（2）降低门静脉压力药：①血管升压素及其拟似物：为常用药物，其机制是收缩内脏血管，从而减少门静脉血流量，降低门静脉及其侧支循环的压力。用法为血管升压素 0.2 U/min 持续静脉滴注，视治疗反应，可逐渐加至 0.4 U/min。同时用硝酸甘油静脉滴注或含服，以减轻大剂量用血管升压素的不良反应，并且硝酸甘油有协同降低门静脉压力的作用。②生长抑素及其拟似物：止血效果好，可明显减少内脏血流量，并减少奇静脉血流量，而奇静脉血流量是食管静脉血流量的标志。14 肽天然生长抑素，用法为首剂 250 μg 缓慢静脉注射，继以 250 μg/h 持续静脉滴注。人工合成剂奥曲肽，常用首剂 100 μg 缓慢静脉注射，继以25～50μg/h持续静脉滴注。

（3）促进凝血和抗纤溶药物：补充凝血因子如静脉注入纤维蛋白原和凝血酶原复合物对凝血功能异常引起出血者有明显疗效。抗血纤溶芳酸和 6-氨基己酸有对抗或抑制纤维蛋白溶解的作用。

二、护理评估

（一）一般评估

1. 生命体征

大量出血患者因血容量不足，外周血管收缩，体温可能偏低，出血后 2 天内多有发热，一般不超过38.5 ℃，持续 3～5 d；脉搏增快（＞120 次/分）或细速；呼吸急促、浅快；血压降低，收缩压降至80 mmHg（10.66 kPa）以下，甚至可持续下降至测不出，脉压差减少，小于 25～30 mmHg（3.33～3.99 kPa）。

2. 患者主诉

有无头晕、乏力、心慌、气促、冷、口干口渴等症状。

3. 相关记录

呕血颜色、量，皮肤、尿量、出入量、黑便颜色和量等记录结果。

（二）身体评估

1. 头颈部

上消化道大量出血，有效循环血容量急剧减少，患者可出现精神萎靡、嗜睡、表情淡漠、烦躁不安、意识模糊甚至昏迷。

2. 腹部

（1）有无肝脾肿大，如果脾大，蜘蛛痣、腹壁静脉曲张或有腹水者，提示肝硬化门脉高压食管静脉破裂出血；肝大、质地硬、表面凹凸不平或有结节，提示肝癌。

（2）腹部肿块的质地软硬度、如果质地硬、表面凹凸不平或有结节应考虑胃、胰腺、肝胆肿瘤。

（3）中等量以上的腹腔积液可有移动性浊音。

（4）肠鸣音活跃，肠蠕动增强，肠鸣音达 10 次/分以上，但音调不特别高调，提示有活动性出血。

（5）直肠和肛门有无结节、触痛和肿块、狭窄等异常情况。

3. 其他

（1）出血部位与出血性质的评估：上消化道出血不包括口、鼻、咽喉等部位出血及咯血，应注意鉴别。出血部位在幽门以上，呕血及黑粪可同时发生，而幽门以下部位出血，多以黑粪为主。下消化道出血较少时，易被误认为是上消化道出血。下消化道出血仅有便血，无呕血，粪便鲜红、暗红或有血块，患者常感下腹部疼痛等不适感。进食动物血、肝，服用骨炭、铁剂、铋剂或中药也可使粪便发黑，但黑而无光泽。

(2) 出血量的评估：粪便隐血试验阳性，表示每天出血量大于 5 mL；出现黑便时表示每天出血量在50～70 mL，胃内积血量达250～300 mL，可引起呕血；急性出血量<400 mL 时，组织液及脾脏贮血补充失血量，可无临床表现，若大量出血数小时内失血量超过 1 000 mL或循环血容量的 20%，引起急性周围循环衰竭，导致急性失血性休克而危及患者生命。

(3) 失血程度的评估：失血程度除按出血量评估外，还应根据全身状况来判断。失血的表现多伴有全身症状，表现为：①轻度失血，失血量达全身总血量 10%～15%，患者表现为皮肤苍白、头晕、怕冷，血压可正常但有波动，脉搏稍快，尿量减少。②中度失血：失血量达全身总血量 20%以上，患者表现为口干、眩晕、心悸，血压波动、脉压变小，脉搏细数，尿量减少。③重度失血，失血量达全身总血量 30%以上，患者表现为烦躁不安、意识模糊、出冷汗、四肢厥冷、血压显著下降、脉搏细数超过 120 次/分钟，尿少或尿闭，重者失血性休克。

(4) 出血是否停止的评估：①反复呕血，呕吐物由咖啡色转为鲜红色，黑便次数增多且粪便稀薄色泽转为暗红色，伴肠鸣音亢进。②周围循环衰竭的表现经充分补液、输血仍未见明显改善，或暂时好转后又恶化，血压不稳，中心静脉压不稳定。③红细胞计数、血细胞比容、血红蛋白测定不断下降，网织红细胞计数持续增高。④在补液足够、尿量正常时，血尿素氮升高。⑤门脉高压患者的脾脏大，因出血而暂时缩小，如不见脾脏恢复肿大，提示出血未止。

(三) 心理-社会评估

患者发生呕血与黑便时都可导致患者紧张、烦躁不安、恐惧、焦虑等反应。病情危重者，患者可出现濒死感，而此时其家属表现伤心状态，使患者出现较强烈的紧张及恐惧感。慢性疾病或全身性疾病致反复呕血与黑便者，易使患者对治疗和护理失去信心，表现为护理工作上不合作。患者及其家庭对疾病的认识态度影响患者的生活质量，影响其工作、学习、社交等活动。

（四）辅助检查结果评估

1. 血常规

上消化道出血后均有急性失血性贫血；出血后 6～12 h 红细胞计数、血红蛋白浓度及血细胞比容下降；在出血后 2～5 h 白细胞数开始增高，血止后 2～3 d 降至正常。

2. 血尿素氮测定

呕血的同时因部分血液进入肠道，血红蛋白的分解产物在肠道被吸收，故在出血数小时后尿素氮开始不升，24～48 h 可达高峰，持续时间不等，与出血时间长短有关。

3. 粪便检查

隐血试验（OBT）阳性，但检查前需禁止食动物血、肝、绿色蔬菜等 3～4 d。

4. 内镜检查

直接观察出血的原因和部位，黏膜皱襞迂曲可提示胃底静脉曲张。

（五）常用药物治疗效果的评估

1. 输血

输血前评估患者的肝功能，肝功能受损宜输新鲜血，因库存血含氨量高易诱发肝性脑病。同时要评估患者年龄、病情、周围循环动力学及贫血状况，注意因输液、输血过快、过多导致肺水肿，原有心脏病或老年患者必要时可根据中心静脉压调节输液量。

2. 血管升压素

滴注速度应准确，并严密观察有无出现腹痛、血压升高、心律失常、心肌缺血，甚至发生心肌梗死等不良反应。评估是否药液外溢，一旦外溢用 50% 硫酸镁湿敷，因该药有抗利尿作用，突然停用血管升压素会引起反射性尿液增多，故应观察尿量并向家属做好解释工作。同时，孕妇、冠心病、高血压禁用血管升压素。

3. 凝血酶

口服凝血酶时评估有无有恶心、头昏等不良反应，并指导患者更换体位。此药不能与酸碱及重金属等药物配伍，应现用现配，若出现过敏现象应立即停药。

4. 镇静剂

评估患者的肝功能，肝病患者忌用吗啡、巴比妥类等强镇静药物。

三、主要护理诊断/问题

（一）体液不足

与上消化道大量出血有关。

（二）活动无耐力

与上消化道出血所致周围循环衰竭有关。

（三）营养失调

低于机体需要量：与急性期禁食及贫血有关。

（四）恐惧

与急性上消化道大量出血有关。

（五）知识缺乏

缺乏有关出血的知识及防治的知识。

（六）潜在并发症

休克、急性肾衰竭。

四、护理措施

（一）一般护理

1. 休息与体位

少量出血者应卧床休息，大出血时绝对卧床休息，取平卧位并将下肢略抬高，以保证脑部供血。呕吐时头偏向一侧，防止窒息或误吸。指导患者坐起、站起时动作要缓慢，出现头晕、心慌、出汗时立即卧床休息并告知护士。病情稳定后，逐渐增加活动量。

2.饮食护理

急性大出血伴恶心、呕吐者应禁食。少量出血无呕吐者,可进食温凉、清淡流质食物。出血停止后改为营养丰富、易消化、无刺激性半流质、软食,少量多餐逐渐过渡到正常饮食。食管胃底静脉曲张破裂出血者避免粗糙、坚硬、刺激性食物,且应细嚼慢咽。防止损伤曲张静脉而再次出血。

3.安全护理

轻症患者可起身稍作活动,可上厕所大小便。但应注意有活动性出血时,患者常因有便意而至厕所,在排便时或便后起立时晕厥,因此必要时由护士陪同如厕或暂时改为在床上排泄。重症患者应多巡视,用床栏加以保护。

（二）病情观察

上消化道大量出血时,有效循环血容量急剧减少,可导致休克或死亡,所以要严密监测①精神和意识状态:是否精神萎靡、嗜睡、表情淡漠、烦躁不安、意识模糊甚至昏迷。②生命体征:体温不升或发热,呼吸急促、脉搏细弱、血压降低、脉压差变小、必要时行心电监护。③周围循环状况:观察皮肤和甲床色泽,肢体温暖或是湿冷,周围静脉特别是颈静脉充盈情况。④准确记录24 h出入量,测每小时尿量,应保持尿量大于每小时 30 mL,并记录呕吐物和粪便的性质、颜色及量。⑤定期复查红细胞计数、血细胞比容、血红蛋白、网织红细胞计数、血尿素氮、粪潜血,以了解贫血程度、出血是否停止。

（三）用药护理

立即建立静脉通道,遵医嘱迅速、准确地实施输血、输液、各种止血治疗及用药等抢救措施,并观察治疗效果及不良反应。血管升压素可引起腹痛、血压升高、心律失常、心肌缺血,甚至发生心肌梗死,故滴注速度应准确,并严密观察不良反应。同时,孕妇、冠心病、高血压禁用血管升压素。肝病患者忌用吗啡、巴比妥类药物,宜输新鲜血,因库存血含氨量高,易诱发肝性脑病。

（四）三腔两囊管护理

插管前应仔细检查，确保三腔气囊管通畅，无漏气，并分别做好标记，以防混淆，备用。插管后检查管道是否在胃内，抽取胃液，确定管道在胃内分别向胃囊和食管囊注气，将食管引流管、胃管连接负压吸引器，定时抽吸，观察出血是否停止，并记录引流液的性状及量。并做好留置于腔气囊管期间的护理和拔管出血停止后的观察及拔管。

（五）心理护理

护理人员应关心、安慰患者尤其是反复出血者。解释各项检查、治疗措施，耐心细致地解答患者或家属的提问，消除他们的疑虑。同时，经常巡视，大出血时陪伴患者，以减轻患者的紧张情绪。抢救工作应迅速而不忙乱，使其产生安全感、信任，保持稳定情绪，帮助患者消除紧张恐惧心理，更好地配合治疗及护理。

（六）健康教育

1. 疾病知识指导

应帮助患者和家属掌握有关疾病的病因、诱因以及预防、治疗的护理知识，以减少发生再度出血的危险。并且指导患者及家属学会早期识别出血征象及应急措施。

2. 饮食指导

合理饮食是避免诱发上消化道出血的重要措施。注意饮食卫生和规律饮食；进食营养丰富、易消化的食物，避免粗糙、刺激性食物，或过冷、过热、产气多的食物、饮料，禁烟、浓茶、咖啡等对胃有刺激的食物。

3. 生活指导

生活起居要有规律，劳逸结合，情绪乐观，保证身心愉悦，避免长期精神紧张。应在医师指导下用药，同时，慢性病者应定期门诊随访。

4. 自我观察

教会患者出院后早期识别出血征象及应急措施：出现头晕、心悸等不适，或呕血、黑便时，立即卧床休息，保持安静，减少身体活动；呕吐时取侧卧位以免误吸；立即送医院治疗。

5. 及时就诊的指标

（1）有呕血和黑便。

（2）出现血压降低、头晕、心悸等不适。

五、护理效果评估

（1）患者呕血和黑便停止，生命体征正常。

（2）患者活动耐受力增加，活动时无晕厥、跌倒危险。

（3）患者置管期间患者无窒息、意外吸入、食管胃底黏膜无溃烂、坏死。

（4）患者体重逐渐恢复正常，营养状态良好。

第七章

反流性食管炎

反流性食管炎（reflux esophagitis，RE），是指胃、十二指肠内容物反流入食管所引起的食管黏膜炎症、糜烂、溃疡和纤维化等病变，甚至引起咽喉、气道等食管以外的组织损害。其发病男性多于女性，男女比例为（2～3）：1，发病率为1.92%。随着年龄的增长，食管下段括约肌收缩力的下降，胃、十二指肠内容物自发性反流，而使老年人反流性食管炎的发病率有所增加。

一、病因与发病机制

（一）抗反流屏障削弱

食管下括约肌是指食管末端3～4 cm长的环形肌束。正常人静息时压力为10～30 mmHg（1.3～4.0 kPa），为一高压带，防止胃内容物反流入食管。由于年龄的增长，机体老化导致食管下括约肌的收缩力下降引起食物反流。一过性食管下括约肌松弛也是反流性食管炎的主要发病机制。

（二）食管清除作用减弱

正常情况下，一旦发生食物的反流，大部分反流物通过1～2次食管自发和继发性的蠕动性收缩将食管内容物排入胃内，即容量清除，剩余的部分则由唾液缓慢地中和。老年人食管蠕动缓慢和唾液产生减少，影响了食管的清除作用。

（三）食管黏膜屏障作用下降

反流物进入食管后，可以凭借食管上皮表面黏液、不移动水层和表面HCO_3^-、复层鳞状上皮等构成上皮屏障，以及黏膜下丰富的血液供应构成的后上皮屏障，发挥其抗反流物对食管黏膜损伤的作用。随着机体老化，食管黏膜逐渐萎缩，黏膜屏障作用下降。

二、护理评估

（一）健康史

询问患者的饮食结构及习惯、有无长期服用药物史。

（二）身体评估

1. 反流症状

反酸、反食、反胃（指胃内容物在无恶心和不用力的情况下涌入口腔）、嗳气等，多在餐后明显或加重，平卧或躯体前屈时易出现。

2. 反流物引起的刺激症状

胸骨后或剑突下烧灼感、胸痛、吞咽困难等。常由胸骨下段向上伸延，常在餐后 1 小时出现，平卧、弯腰或腹压增高时可加重。反流物刺激食管痉挛导致胸痛，常发生在胸骨后或剑突下。严重时可为剧烈刺痛，可放射到后背、胸部、肩部、颈部、耳后，有的酷似心绞痛的特点。

3. 其他症状

咽部不适，有异物感、棉团感或堵塞感，可能与酸反流引起食管上段括约肌压力升高有关。

4. 并发症

（1）上消化道出血：因食管黏膜炎症、糜烂及溃疡可以导致上消化道出血。

（2）食管狭窄：食管炎反复发作致使纤维组织增生，最终导致瘢痕性狭窄。

（3）Barrett 食管：在食管黏膜的修复过程中，食管-贲门交界处2 cm以上的食管鳞状上皮被特殊的柱状上皮取代，称之为Barrett 食管。Barrett 食管发生溃疡时，又称 Barrett 溃疡。Barrett食管是食管癌的主要癌前病变，其腺癌的发生率较正常人高 30～50 倍。

（三）辅助检查

1. 内镜检查

内镜检查是反流性食管炎最准确、最可靠的诊断方法，能判断其严重程度和有无并发症，结合活检可与其他疾病相鉴别。

2. 24 小时食管 pH 监测

应用便携式 pH 记录仪在生理状态下对患者进行 24 小时食管 pH 连续监测，可提供食管是否存在过度酸反流的客观依据。在进行该项检查前 3 日，应停用抑酸药与促胃肠动力的药物。

3. 食管吞钡 X 线检查

对不愿意接受或不能耐受内镜检查者行该检查。严重患者可发现阳性 X 线征。

（四）心理社会状况

反流性食管炎长期持续存在，病情反复、病程迁延，因此患者会出现食欲减退，体重下降，导致患者心情烦躁、焦虑；合并消化道出血时会使患者紧张、恐惧。应注意评估患者的情绪状态及对本病的认知程度。

三、常见护理诊断/问题

（一）疼痛：胸痛

与胃食管黏膜炎性病变有关。

（二）营养失调：低于机体需要量

与害怕进食、消化吸收不良等有关。

（三）有体液不足的危险

与合并消化道出血引起活动性体液丢失、呕吐及液体摄入量不足有关。

（四）焦虑

与病情反复、病程迁延有关。

（五）知识缺乏

缺乏对反流性食管炎病因和预防知识的了解。

四、诊断要点与治疗原则

（一）诊断要点

临床上有明显的反流症状，内镜下有反流性食管炎的表现，食管过度酸反流的客观依据即可做出诊断。

（二）治疗原则

以药物治疗为主，对药物治疗无效或发生并发症者可做手术治疗。

1. 药物治疗

目前多主张采用递减法，即开始使用质子泵抑制剂加促胃肠动力药，迅速控制症状，待症状控制后再减量维持。

（1）促胃肠动力药：目前主要常用的药物是西沙必利。常用量为每次 5～15 mg，每天 3～4 次，疗程 8～12 周。

（2）抑酸药：①H_2 受体拮抗剂（H_2RA）：西咪替丁 400 mg、雷尼替丁 150 mg、法莫替丁 20 mg，每日 2 次，疗程 8～12 周。②质子泵抑制剂（PPI）：奥美拉唑 20 mg、兰索拉唑 30 mg、泮托拉唑 40 mg、雷贝拉唑 10 mg 和埃索美拉唑 20 mg，一日 1 次，疗程 4～8 周。③抗酸药：仅用于症状轻、间歇发作的患者作为临时缓解症状用。反流性食管炎有并发症或停药后很快复发者，需要长期维持治疗。H_2RA、西沙必利、PPI 均可用于维持治疗，其中以 PPI 效果最好。维持治疗的剂量因患者而异，以调整至患者无症状的最低剂量为合适剂量。

2. 手术治疗

手术为不同术式的胃底折叠术。手术指征为：①严格内科治疗无效。②虽经内科治疗有效，但患者不能忍受长期服药。③经反复扩张治疗后仍反复发作的食管狭窄。④确认由反流性食管炎引起的严重呼吸道疾病。

3. 并发症的治疗

（1）食管狭窄：大部分狭窄可行内镜下食管扩张术治疗。扩张后予以长程 PPI 维持治疗可防止狭窄复发。少数严重瘢痕性狭窄需行手术切除。

（2）Barrett 食管：药物治疗是预防 Barrett 食管发生和发展的重要措施，必须使用 PPI 治疗及长期维持。

五、护理措施

（一）一般护理

为减少平卧时及夜间反流可将床头抬高 15～20 cm。避免睡前 2 小时内进食，白天进餐后亦不宜立即卧床。应避免食用使食管下括约肌压力降低的食物和药物，如高脂肪、巧克力、咖啡、浓茶及硝酸甘油、钙拮抗剂等。应戒烟及禁酒。减少一切影响腹压增高的因素，如肥胖、便秘、紧束腰带等。

（二）用药护理

遵医嘱给予药物治疗，注意观察药物的疗效及不良反应。

1. H_2 受体拮抗剂

药物应在餐中或餐后即刻服用，若需同时服用抗酸药，则两药应间隔 1 小时以上。若静脉给药应注意控制速度，过快可引起低血压和心律失常。西咪替丁对雄性激素受体有亲和力，可导致男性乳腺发育、阳痿以及性功能紊乱，应做好解释工作。该药物主要通过肾排泄，用药期间应监测肾功能。

2. 质子泵抑制剂

奥美拉唑可引起头晕，应嘱患者用药期间避免开车或做其他必须高度集中注意力的工作。兰索拉唑的不良反应包括荨麻疹、皮疹、瘙痒、头痛、口苦、肝功能异常等，轻度不良反应不影响继续用药，较严重时应及时停药。泮托拉唑的不良反应较少，偶可引起头痛和腹泻。

3. 抗酸药

该药在饭后 1 小时和睡前服用。服用片剂时应嚼服，乳剂给药前应充分摇匀。

抗酸剂应避免与奶制品、酸性饮料及食物同时服用。

（三）饮食护理

（1）指导患者有规律地定时进餐，饮食不宜过饱，选择营养丰富，易消化的食物。避免摄入过咸、过甜、过辣的刺激性食物。

（2）制定饮食计划：与患者共同制定饮食计划，指导患者及家属改进烹饪技巧，增加食物的色、香、味，刺激患者食欲。

（3）观察并记录患者每天进餐次数、量、种类，以了解其摄入营养素的情况。

六、健康指导

（一）疾病知识的指导

向患者及家属介绍本病的有关病因，避免诱发因素。保持良好的心理状态，平时生活要有规律，合理安排工作和休息时间，注意劳逸结合，积极配合治疗。

（二）饮食指导

指导患者加强饮食卫生和饮食营养，养成有规律的饮食习惯；避免过冷、过热、辛辣等刺激性食物及浓茶、咖啡等饮料；嗜酒者应戒酒。

（三）用药指导

根据病因及病情进行指导，嘱患者长期维持治疗，介绍药物的不良反应，如有异常及时复诊。

第八章

消化性溃疡

消化性溃疡（peptic ulcer）主要指发生在胃和十二指肠的慢性溃疡，即胃溃疡（gastric ulcer，GU）和十二指肠溃疡（duodenal ulcer，DU）。溃疡的黏膜缺损超过黏膜肌层，不同于糜烂。我国消化性溃疡患病率在近十多年来开始呈下降趋势。本病中年最为常见，DU 多见于青壮年，而 GU 多见于中老年，后者发病高峰比前者约迟10年。男性患病比女性较多。临床上 DU 比 GU 多见，两者之比为（2～3）：1，但有地区差异，在胃癌高发区 GU 所占的比例有所增加。

一、护理评估

（一）病因和发病机制

在正常生理情况下，胃十二指肠黏膜经常接触有强侵蚀力的胃酸和在酸性环境下被激活、能水解蛋白质的胃蛋白酶，此外，还经常受摄入的各种有害物质的侵袭，但却能抵御这些侵袭因素的损害，维持黏膜的完整性，这是因为胃、十二指肠黏膜具有一系列防御和修复机制。目前认为，胃十二指肠黏膜的这一完善而有效的防御和修复机制，足以抵抗胃酸/胃蛋白酶的侵蚀。一般而言，只有当某些因素损害了这一机制才可能发生胃酸/胃蛋白酶侵蚀黏膜而导致溃疡形成。

（1）幽门螺杆菌（Helicobacter pylori，H. pylori）：为消化性溃疡的重要病因。Hp 可造成胃十二指肠黏膜的上皮细胞受损和强烈的炎症反应，损害了局部黏膜的防御-修复机制。

（2）非甾体抗炎药（non-steroidal anti-inflammatory drug，简

称 NSAID）。

非甾体抗炎药是引起消化性溃疡的另一个常见病因。大量研究资料显示，在长期服用 NSAID 患者中 10％～25％可发现胃或十二指肠溃疡，有 1％～4％患者发生出血、穿孔等溃疡并发症。NSAID 引起的溃疡以 GU 较 DU 多见。溃疡形成及其并发症发生的危险性除与服用 NSAID 种类、剂量、疗程有关外，尚与高龄、同时服用抗凝血药、糖皮质激素等因素有关。NSAID 通过削弱黏膜的防御和修复功能而导致消化性溃疡发病。NSAID 和幽门螺杆菌是引起消化性溃疡发病的两个独立因素。

（3）消化性溃疡的最终形成是由于胃酸/胃蛋白酶对黏膜自身消化所致。因胃蛋白酶活性是 pH 依赖性的，在 pH＞4 时便失去活性，因此在探讨消化性溃疡发病机制时主要考虑胃酸是溃疡形成的直接原因。胃酸的这一损害作用一般只有在正常黏膜防御和修复功能遭受破坏时才能发生。

（4）下列因素与消化性溃疡发病有不同程度的关系：①吸烟：吸烟者消化性溃疡发生率比不吸烟者高，吸烟影响溃疡愈合和促进溃疡复发。②遗传：消化性溃疡的家族史可能是幽门螺杆菌感染的"家庭聚集"现象；O 型血胃上皮细胞表面表达更多黏附受体而有利于幽门螺杆菌定植。遗传因素的作用尚有待进一步研究。③急性应激可引起应激性溃疡。长期精神紧张、过劳，易使溃疡发作或加重，情绪应激可能主要起诱因作用。④胃十二指肠运动异常：研究发现部分 DU 患者胃排空增快，这可使十二指肠球部酸负荷增大；部分 GU 患者有胃排空延迟，这可增加十二指肠液反流入胃，加重胃黏膜屏障损害。胃肠运动障碍不大可能是原发病因，但可加重幽门螺杆菌或 NSAID 对黏膜的损害。

概言之，消化性溃疡是一种多因素疾病，其中幽门螺杆菌感染和服用 NSAID 是已知的主要病因，溃疡发生是黏膜侵袭因素和防御因素失平衡的结果，胃酸在溃疡形成中起关键作用。

（二）病理

DU 多发生在球部，前壁比较常见；GU 多在胃角和胃窦小弯。溃疡一般为单个，也可多个，呈圆形或椭圆形。DU 直径多小于 10 mm，GU 要比 DU 稍大。亦可见到直径大于 2 cm 的巨大溃疡。溃疡边缘光整、底部洁净，由肉芽组织构成，上面覆盖有灰白色或灰黄色纤维渗出物。活动性溃疡周围黏膜常有炎症水肿。溃疡浅者累及黏膜肌层，深者达肌层甚至浆膜层，溃破血管时引起出血，穿破浆膜层时引起穿孔。溃疡愈合时周围黏膜炎症、水肿消退，边缘上皮细胞增生覆盖溃疡面，其下的肉芽组织纤维转化，变为瘢痕，瘢痕收缩使周围黏膜皱襞向其集中。

（三）健康史

（1）中年人最为常见，男性患病较多。临床上 DU 比 GU 为多见，两者之比为（2~3）：1。DU 多见于青壮年，而 GU 多见于中老年。

（2）消化性溃疡有"家庭聚集"现象，与遗传有一定的关系。

（3）发病与天气变化、饮食不当或情绪激动等有关。有无经常服用阿司匹林等药物；嗜烟酒；暴饮暴食、喜食酸辣等刺激性食物的习惯；有无慢性胃炎病史。

（四）身体状况

1. 主要症状

典型的消化性溃疡有如下临床特点：①慢性过程，病史可达数年至数十年。②周期性发作，发作与自发缓解相交替，发作期可为数周或数月，缓解期亦长短不一，短者数周、长者数年；发作常有季节性，多在秋冬或冬春之交发病，可因精神情绪不良或过劳而诱发。③发作时上腹痛呈节律性，表现为空腹痛即餐后2~4 h 或（及）午夜痛，腹痛多为进食或服用抗酸药所缓解，典型节律性表现在 DU 多见。腹痛性质多为灼痛，亦可为钝痛、胀痛、剧痛或饥饿样不适感。多位于中上腹，可偏右或偏左。部分患者无上述典型表现的疼痛，而仅表现为无规律性的上腹隐痛或不适。但部分患者可无症状或症状较轻以至不为患者所注意。④可有反酸、嗳气、上腹胀等症状。表 8-1 为 GU 和 DU 上腹疼痛特点的比较。

表 8-1　GU 和 DU 上腹疼痛特点的比较

腹痛特点	GU	DU
疼痛性质	烧灼或痉挛感	钝痛、烧灼、胀痛或剧痛，也可仅有饥饿样不适感
疼痛部位	剑突下正中或偏左	上腹正中或稍偏右
疼痛发生时间	进食后 30～60 min。疼痛较少发生于夜晚	进食后 1～3 h，午夜至凌晨 3 点常被痛醒
疼痛持续时间	1～2 h	饭后 2～4 h，到下次进餐后为止
一般规律	进食→疼痛→缓解	疼痛→进食→缓解

2. 护理体检

溃疡活动时上腹部可有局限性轻压痛，缓解期无明显体征。

3. 并发症

（1）出血：大约 50% 以上的消化道出血是由于消化性溃疡所致。出血是消化性溃疡最常见的并发症。DU 比 GU 容易发生。常因服用 NSAID 而诱发，部分患者（10%～25%）以上消化道出血为首发症状。

（2）穿孔：是消化性溃疡最严重的并发症，见于 2%～10% 的病例。消化性溃疡穿孔的后果有 3 种：①溃疡穿透浆膜层达腹腔致弥漫性腹膜炎，引起突发的剧烈腹痛，称游离穿孔。②溃疡穿透并与邻近实质性器官相连，往往表现为腹痛规律发生改变，变得顽固而持久，称为穿透性溃疡。③溃疡穿孔入空腔器官形成瘘管。

（3）幽门梗阻：见于 2%～4% 的病例。大多由 DU 或幽门管溃疡引起。急性梗阻多因炎症水肿和幽门部痉挛所致，梗阻为暂时性，随炎症好转而缓解；慢性梗阻主要由于溃疡愈合后瘢痕收缩而呈持久性。幽门梗阻使胃排空延迟，患者可感上腹饱胀不适，疼痛于餐后加重，且有反复大量呕吐，呕吐物呈酸腐味的宿食，大量呕吐后疼痛可暂缓解。严重频繁呕吐可致失水和低氯低钾性碱中毒，常继发营养不良。上腹饱胀和逆蠕动的胃型，以及空腹时检查胃内有振水音、抽出胃液量＞200 mL，是幽门梗阻的特征性表现。

（4）癌变：少数 GU 可发生癌变，癌变率在 1‰ 以下，DU 则极少见。对长期 GU 病史，年龄在45 岁以上，经严格内科治疗 4～6 周症状无好转，大便隐血试验持续阳性者，应怀疑是否癌变，需进一步检查和定期随访。

4. 临床特殊类型

（1）复合溃疡：指胃和十二指肠同时发生的溃疡。DU 往往先于 GU 出现。幽门梗阻发生率较高。

（2）幽门管溃疡：幽门管位于胃远端，与十二指肠交界，长约 2 cm。幽门管溃疡与 DU 相似，胃酸分泌一般较高。幽门管溃疡上腹痛的节律性不明显，对药物治疗反应较差，呕吐较多见，较易发生幽门梗阻、出血和穿孔等并发症。

（3）球后溃疡：DU 大多发生在十二指肠球部，发生在球部远段十二指肠的溃疡称球后溃疡。多发生在十二指肠乳头的近端。具 DU 的临床特点，但午夜痛及背部放射痛多见，对药物治疗反应较差，较易并发出血。

（4）巨大溃疡：指直径大于 2 cm 的溃疡。对药物治疗反应较差、愈合时间较慢，易发生慢性穿透或穿孔。

（5）老年人消化性溃疡：近年老年人发生消化性溃疡的报道增多。临床表现多不典型，GU 多位于胃体上部甚至胃底部、溃疡常较大，易误诊为胃癌。

（6）无症状性溃疡：约 15% 消化性溃疡患者可无症状，而以出血、穿孔等并发症为首发症状。可见于任何年龄，以老年人较多见，NSAID 引起的溃疡近半数无症状。

（五）实验室及其他检查

1. 胃镜检查

胃镜检查是确诊消化性溃疡首选的检查方法。胃镜检查不仅可对胃十二指肠黏膜直接观察、摄像，还可在直视下取活组织作病理学检查及幽门螺杆菌检测。

2. X 线钡餐检查

X 线钡餐检查适用于对胃镜检查有禁忌或不愿接受胃镜检查者。溃疡的 X 线征象有直接和间接两种：龛影是直接征象，对溃疡有确诊价值；局部压痛、十二指肠球部激惹和球部畸形、胃大弯侧痉挛性切迹均为间接征象，仅提示可能有溃疡。

3. 幽门螺杆菌检测

幽门螺杆菌检测应列为消化性溃疡诊断的常规检查项目，检测方法分为：①侵入性通过胃镜检查取胃黏膜活组织进行检测主要包括快速尿素酶试验、组织学检查和幽门螺杆菌培养。②非侵入性两大类。主要有 ^{14}C 或 ^{13}C 尿素呼气试验、粪便幽门螺杆菌抗原检测及血清学检查（定性检测血清抗幽门螺杆菌 IgG 抗体）。^{14}C 或 ^{13}C 尿素呼气试验常作为根除治疗后复查的首选方法。

4. 粪便隐血实验

隐血实验阳性提示溃疡有活动，如 GU 患者持续阳性，应怀疑有癌变的可能。

（六）心理、社会评估

本病病程长，反复发作，从而影响患者的学习和工作；使患者产生焦虑抑郁情绪。故应评估了解患者有无焦虑或恐惧及对疾病的认识程度，了解患者家庭经济状况和社会支持情况。

二、主要护理诊断及医护合作性问题

（一）疼痛，腹痛

与胃酸刺激溃疡面，引起化学性炎症反应有关。

（二）营养失调，低于机体需要量

与疼痛致摄入量减少及消化吸收障碍有关。

（三）知识缺乏

缺乏有关消化性溃疡病因及预防知识。

（四）焦虑

与疾病反复发作，病程迁延有关。

（五）潜在并发症

上消化道大量出血、胃穿孔、幽门梗阻、癌变。

三、护理目标

患者能够了解并避免发病诱因，能够描述正确的溃疡防治知识，主动参与、积极配合防治；未出现上消化道出血、穿孔、幽门梗阻、溃疡癌变等并发症或出现能被及时发现和处理；焦虑程度减轻或消失。

四、护理措施

（一）一般护理

1. 休息和活动

症状较重或有并发症时，应卧床休息。溃疡缓解期，应适当活动，工作宜劳逸结合，以不感到劳累和诱发疼痛为原则。

2. 饮食护理

（1）饮食原则：①定时定量，以维持正常消化活动的节律，避免餐间零食和睡前进食，使胃酸分泌有规律。②少食多餐，少食可避免胃窦部过度扩张引起的促胃液素分泌增加，以减少胃酸对病灶的刺激，多餐可使胃中经常保持适量的食物以中和胃酸，利于溃疡面的愈合。③细嚼慢咽，以减少对消化道过强的机械刺激，同时咀嚼还可增加唾液分泌，后者具有稀释和中和胃酸的作用。④食物选择应营养丰富、搭配合理、清淡、易于消化、刺激性小。各种食物应切细、煮软。可选择牛奶、鸡蛋、鱼及面食、稍加碱的软米饭或米粥等偏碱性食物，脂肪摄取也应适量。避免生、冷、硬、粗纤维的蔬菜、水果，忌用生姜、生蒜、生萝卜、油炸食物以及浓咖啡、浓茶和辣椒、酸醋。⑤进餐时避免情绪不安，精神紧张。

（2）营养状况监测：经常评估患者的饮食和营养状况。

（二）病情观察

1. 病情监测

注意观察及详细了解患者疼痛的规律和特点，指导患者准备抑酸性食物（苏打饼干等）在疼痛前进食，或服用抑酸剂以防疼痛。也可采用局部热敷或针灸止痛等。监测生命体征及腹部体征的变化，以及时发现并纠正并发症。

2. 帮助患者认识和祛除病因及诱因

对服用 NSAID 者，应停药；对嗜烟酒者，应督促患者戒烟戒酒。

（三）并发症的护理

当发生急性穿孔和瘢痕性幽门梗阻时，应立即遵医嘱做好手术前准备。亚急性穿孔和慢性穿孔时，注意观察疼痛的性质。急性幽门梗阻时，做好呕吐物的观察与处理，指导患者禁食水，行胃肠减压，保持口腔清洁，遵医嘱静脉补充液体，并做好解痉药和抗生素的用药护理。

（四）用药护理

遵医嘱对患者进行药物治疗，并注意观察药效及不良反应。

1. 碱性抗酸药

碱性抗酸药如氢氧化铝凝胶等，应在饭后 1 h 和睡前服用。服用片剂时应嚼服，乳剂给药前应充分摇匀。抗酸药应避免与奶制品同时服用，因两者相互作用可形成络合物。酸性的食物及饮料不宜与抗酸药同服。氢氧化铝凝胶能阻碍磷的吸收，引起磷缺乏症，表现为食欲不振、软弱无力等症状，甚至可导致骨质疏松。长期大量服用还可引起严重便秘、代谢性碱中毒与钠潴留，甚至造成肾损害。如服用镁制剂则易引起腹泻。

2. H_2 受体拮抗剂

H_2 受体拮抗剂应在餐中或餐后即刻服用，也可把一日剂量在睡前服用。如需同时服用抗酸药，则两药应间隔 1 h 以上服用。如用于静脉给药时应注意控制速度，速度过快可引起低血压和心律失常。西咪替丁对雄性激素受体有亲和力，可产生男性乳腺发育、阳痿以及性功能紊乱，肾脏是其排泄的主要部位，应用期间应注意患者肾功能。此外，少数患者还可出现一过性肝功能损害和粒细胞缺乏，亦可出现头痛、头晕、疲倦、腹泻及皮疹等反应，如出现上述反应应及时协助医生进行处理。药物可从母乳排出，哺乳期应停止用药。

3. 其他药物

奥美拉唑可引起头晕，特别是用药初期，应嘱患者用药期间避免开车或做其他必须注意力高度集中的事。硫糖铝片宜在每次进餐前 1 h 服用。可有便秘、口干、皮疹、眩晕、嗜睡等不良反应。因其含糖量较高，糖尿病患者应慎用。不能与多酶片同服，以免降低两者的效价。

（五）心理护理

及时了解并减轻各种焦虑，护理人员应关心患者，鼓励其说出心中的顾虑与疑问，护士应耐心倾听并给予解答。正确评估患者及家属对疾病的认识程度和心理状态。积极进行健康宣教，减轻不良心理反应。

（六）健康指导

（1）向患者及家属讲解有关溃疡病的知识，如病因、诱因、饮食原则。

（2）指导患者保持乐观的情绪、规律的生活，避免过度紧张与劳累。

（3）指导患者戒除烟酒，慎用或勿用致溃疡药物，如阿司匹林、咖啡因、泼尼松等。

（4）指导患者按医嘱正确服药，学会观察药效及不良反应，不随便停药，以减少复发。

（5）让患者了解并发症的症状、体征，能在病情加重时及时就医。

（6）年龄偏大的胃溃疡患者应嘱其定期到门诊复查，防止癌变。

五、护理评价

（1）患者能说出引起疼痛的原因、诱因，戒除烟酒，饮食规律，能选择适宜的食物，未因饮食不当诱发疼痛。

（2）能正确服药，上腹部疼痛减轻并渐消失，无恶心、呕吐、呕血、黑便。

（3）情绪稳定，无焦虑或恐惧，生活态度积极乐观。

第九章

胃　炎

一、慢性胃炎

慢性胃炎是指由多种原因引起的胃黏膜慢性炎症。其发病率在各种胃病中居首位，男性多于女性，各个年龄段均可发病，且随年龄增长发病率逐渐增高。慢性胃炎的分类方法很多，2000 年全国慢性胃炎研讨会共识意见中采纳了国际上新悉尼系统的分类方法，将慢性胃炎分为浅表性（又称非萎缩性）、萎缩性和特殊类型 3 大类。慢性浅表性胃炎是指不伴有胃黏膜萎缩性改变的慢性炎症，幽门螺杆菌感染是其主要病因；慢性萎缩性胃炎是指胃黏膜已经发生了萎缩性改变，常伴有肠上皮化生，又分为多灶萎缩性胃炎和自身免疫性胃炎 2 大类；特殊类型胃炎种类很多，临床上较少见。

（一）护理评估

1. 致病因素

（1）幽门螺杆菌感染：幽门螺杆菌感染是慢性浅表性胃炎最主要的病因。幽门螺杆菌具有鞭毛，其分泌的黏液素可直接侵袭胃黏膜，释放的尿素酶可分解尿素产生 NH_3 中和胃酸，从而既有利于幽门螺杆菌在胃黏膜定居和繁殖，又损伤上皮细胞膜；幽门螺杆菌产生的细胞毒素还可引起炎症反应和菌体壁诱导自身免疫反应的发生，导致胃黏膜慢性炎症。

（2）饮食因素：高盐饮食，长期饮烈酒、浓茶、咖啡，摄取过热、过冷、过于粗糙的食物等，均易引起慢性胃炎。

（3）自身免疫：患者血液中存在自身抗体，如抗壁细胞抗体和抗内因子抗体，可使壁细胞数目减少，胃酸分泌减少或缺失，还可使维生素 B_{12} 吸收障碍导致恶性贫血。

（4）其他因素：各种原因引起的十二指肠液反流入胃，削弱或破坏胃黏膜的屏障功能；老年胃黏膜退行性病变；胃黏膜营养因子缺乏，如胃泌素缺乏；服用非甾体类抗炎药等，均可引起慢性胃炎。

2. 身体状况

慢性胃炎起病缓慢，病程迁延，常反复发作，缺乏特异性症状。由幽门螺杆菌感染引起的慢性胃炎患者多数无症状；部分患者有上腹不适、腹部隐痛、腹胀、食欲减退、恶心和呕吐等消化不良的表现；少数患者可有少量上消化道出血；自身免疫性胃炎患者可出现明显厌食、体重减轻和贫血。体格检查可有上腹部轻压痛。

3. 心理社会状况

病情反复、病程迁延不愈可使患者出现烦躁、焦虑等不良情绪。

4. 实验室及其他检查

（1）胃镜及活组织检查：胃镜及活组织检查是诊断慢性胃炎最可靠的方法。慢性浅表性胃炎可见红斑（点、片状或条状）、黏膜粗糙不平、出血点或出血斑；慢性萎缩性胃炎可见黏膜呈颗粒状、黏膜血管显露、色泽灰暗、皱襞细小。

（2）幽门螺杆菌检测：可通过侵入性（如快速尿素酶试验、组织学检查和幽门螺杆菌培养等）和非侵入性（如 ^{13}C 或 ^{14}C 尿素呼气试验、粪便幽门螺杆菌抗原检测和血清学检查等）方法检测幽门螺杆菌。

（3）胃液分析：自身免疫性胃炎时，胃酸缺乏；多灶萎缩性胃炎时，胃酸分泌正常或偏低。

（4）血清学检查：自身免疫性胃炎时，血清抗壁细胞抗体和抗内因子抗体可呈阳性，血清胃泌素水平明显升高；多灶萎缩性胃炎时，血清胃泌素水平正常或偏低。

（二）护理诊断及医护合作性问题

1. 疼痛

腹痛与胃黏膜炎性病变有关。

2. 营养失调，低于机体需要量

与厌食、消化吸收不良等有关。

3. 焦虑

与病情反复、病程迁延有关。

4. 潜在并发症

癌变。

5. 知识缺乏

缺乏对慢性胃炎病因和预防知识的了解。

（三）治疗及护理措施

1. 治疗要点

治疗原则是积极祛除病因，根除幽门螺杆菌感染，对症处理，防治癌前病变。

（1）病因治疗。根除幽门螺杆菌感染：目前多采用的治疗方案是以胶体铋剂或质子泵抑制药为基础加上 2 种抗生素的三联治疗方案。如常用奥美拉唑或枸橼酸铋钾，与阿莫西林及甲硝唑或克拉霉素 3 种药物联用，2 周为 1 个疗程。治疗失败后再治疗比较困难，可换用 2 种抗生素，或采用胶体铋剂和质子泵抑制药合用的四联疗法。

其他病因治疗：因非甾体类抗炎药引起者，应立即停药并给予制酸药或硫糖铝；因十二指肠液反流引起者，应用硫糖铝或氢氧化铝凝胶吸附胆汁；因胃动力学改变引起者，应给予多潘立酮或莫沙必利等。

（2）对症处理：有胃酸缺乏和贫血者，可用胃蛋白酶合剂等以助消化；对于上腹胀满者，可选用胃动力药、理气类中药；有恶性贫血时可肌内注射维生素 B_{12}。

（3）胃黏膜异型增生的治疗：异型增生是癌前病变，应定期随访，给予高度重视。对不典型增生者可给予维生素 C、维生素

E，β-胡萝卜素、叶酸和微量元素硒预防胃癌的发生；对已经明确的重度异型增生可手术治疗，目前多采用内镜下胃黏膜切除术。

2. 护理措施

（1）病情观察：主要观察有无上腹不适、腹胀、食欲减退等消化不良的表现；观察腹痛的部位、性质，呕吐物与大便的颜色、量及性状；评估实验室及胃镜检查结果。

（2）饮食护理。营养状况评估：观察并记录患者每日进餐次数、量和品种，以了解机体的营养摄入状况。定期监测体重，监测血红蛋白浓度、血清蛋白等有关营养指标的变化。

制订饮食计划：①与患者及其家属共同制订饮食计划，以营养丰富、易消化、少刺激为原则。②胃酸低者可适当食用刺激胃酸分泌或酸性的食物，如浓肉汤、鸡汤、山楂、食醋等；胃酸高者应指导患者避免食用酸性和多脂肪食物，可进食牛奶、菜泥、面包等。③鼓励患者养成良好的饮食习惯，进食应规律，少食多餐，细嚼慢咽。④避免摄入过冷、过热、过咸、过甜、辛辣和粗糙的食物，戒除烟酒。⑤提供舒适的进餐环境，改进烹饪技巧，保持口腔清洁卫生，以促进患者的食欲。

（3）药物治疗的护理：严格遵医嘱用药，注意观察药物的疗效及不良反应。

枸橼酸铋钾：宜在餐前半小时服用，因其在酸性环境中方起作用；服药时要用吸管直接吸入，防止将牙齿、舌染黑；部分患者服药后出现便秘或黑粪，少数患者有恶心、一过性血清转氨酶升高，停药后可自行消失，极少数患者可能出现急性肾衰竭。

抗菌药物：服用阿莫西林前应详细询问患者有无青霉素过敏史，用药过程中要注意观察有无变态反应的发生；服用甲硝唑可引起恶心、呕吐等胃肠道反应及口腔金属味、舌炎、排尿困难等不良反应，宜在餐后半小时服用。

多潘立酮及西沙必利：应在餐前服用，不宜与阿托品等解痉药合用。

（4）心理护理：护理人员应主动安慰、关心患者，向患者说明不良情绪会诱发和加重病情，经过正规的治疗和护理慢性胃炎可以康复。

（5）健康指导：向患者及家属介绍本病的有关知识、预防措施等；指导患者避免诱发因素，保持愉快的心情，生活规律，养成良好的饮食习惯，戒除烟酒；向患者介绍服用药物后可能出现的不良反应，指导患者按医嘱坚持用药，定期复查，如有异常及时复诊。

二、急性胃炎

急性胃炎是指胃黏膜的急性炎症，起病比较急，常表现为上腹部不适等症状；内镜检查可见胃黏膜有充血、水肿、糜烂、出血等改变，甚至形成一过性浅表溃疡。按病因和病理变化不同，急性胃炎可分为急性单纯性胃炎、急性糜烂出血性胃炎、急性腐蚀性胃炎、急性化脓性胃炎等。急性单纯性胃炎是指主要为理化因素和感染引起的胃黏膜急性炎症；急性糜烂出血性胃炎，是以胃黏膜多发性糜烂为特征的急性胃黏膜病变，常伴有胃黏膜出血和一过性浅表溃疡形成。临床上比较常见的是急性单纯性胃炎和急性糜烂出血性胃炎，为重点讨论内容。

（一）护理评估

1. 致病因素

（1）感染：感染为急性单纯性胃炎的常见病因，多由进食被细菌和细菌毒素污染的食物而发病。常见致病菌为沙门菌、嗜盐菌、致病性大肠埃希菌和金黄色葡萄球菌及肉毒杆菌毒素，伴肠道感染时称为急性胃肠炎。

（2）理化因素：进食过热、过冷、过于粗糙的食物、浓茶、浓咖啡、辣椒、烈酒等，服用某些药物如阿司匹林、吲哚美辛、铁剂或氯化钾口服液等，均可破坏胃黏膜屏障，造成胃黏膜损伤和炎症，引起急性单纯性或糜烂出血性胃炎。

（3）应激：严重创伤、大面积烧伤、大手术、严重的脏器病变、颅内病变、败血症等，可使胃黏膜缺血、缺氧、黏液和碳酸氢盐分泌减少，导致胃黏膜屏障破坏和 H^+ 反弥散进入黏膜，引起胃黏膜糜烂和出血。

（4）其他：精神因素、胃区放射治疗、机体变态反应等，亦可引起急性胃炎。

2. 身体状况

起病急，症状轻重不一，不同类型的急性胃炎临床表现也不同。

（1）急性单纯性胃炎：由感染因素所致者，多在进食被污染食物 24 h 内发病。主要表现为上腹不适、疼痛、食欲减退、恶心、呕吐。由沙门菌、金葡菌及其毒素致病者起病更快，病情较重，多伴有水样腹泻、畏寒、发热，严重者有脱水、酸中毒或休克等。

（2）急性糜烂出血性胃炎：轻者大多无明显症状，或仅有上腹不适、腹部隐痛、腹胀、食欲减退等消化不良的表现；重者常伴有消化道出血症状，多以突发呕血和（或）黑粪而就诊，护理体检可发现上腹部有不同程度的压痛。

3. 心理社会状况

由于急性起病，或有上腹不适、腹泻、脱水、呕血、黑粪等表现，会使患者产生紧张、焦虑、恐惧情绪。

4. 实验室及其他检查

（1）血象：由细菌感染者白细胞轻度增加；急性糜烂性胃炎出血量大者，红细胞和血红蛋白下降。

（2）粪便检查：有胃黏膜出血者粪便隐血试验阳性。

（3）细菌培养：由感染所致者呕吐物、粪便可发现致病菌。

（4）纤维胃镜检查：宜在消化道出血发生后 24～48 h 内进行，因为病变（尤其是非甾体类抗炎药或乙醇引起者）可在短期内消失。镜下可见以弥漫分布的多发性糜烂、出血灶和浅表溃疡为特征的急性胃黏膜损害。本病的确诊有赖于急诊胃镜检查。

（二）护理诊断及医护合作性问题

1. 营养失调

营养低于机体需要量，与食欲缺乏、消化不良、呕吐等有关。

2. 焦虑

与消化道出血有关。

3. 潜在并发症

上消化道大量出血。

4. 知识缺乏

缺乏有关本病的病因及防治知识。

（三）治疗及护理措施

1. 治疗要点

（1）积极消除病因和治疗原发病。

（2）抗生素的应用：一般不需使用。细菌感染致发热和血液白细胞总数增高者，可选用吡哌酸、氨苄西林、庆大霉素、呋喃唑酮等，口服或静脉滴注。

（3）对症治疗：腹痛者可给阿托品或山莨菪碱；脱水时，注意补充水和电解质，根据情况补碱，纠正酸中毒；有呕血、黑粪时，按上消化道大量出血治疗原则采取综合性措施进行处理。

（4）其他治疗：使用 H_2 受体拮抗药、质子泵抑制药抑制胃酸分泌，或用硫糖铝和米索前列醇等保护胃黏膜。

2. 护理措施

（1）病情观察：密切观察患者有无上腹不适、腹部隐痛、腹胀、食欲减退等消化不良的表现；注意有无呕血和（或）黑粪等上消化道出血征象；评估粪便检查和纤维胃镜检查结果，以便及时了解病情变化。

（2）生活护理。①休息与活动：提供安静、舒适的环境，减少活动量，急性应激引起者应卧床休息；关心、安慰患者，保证身心得以充分的松弛和休息。②饮食护理：进食应定时、有规律，少食多餐，不可暴饮暴食；一般进少渣、温热、半流质饮食；如有少量出血可给予牛奶、米汤等流质饮食中和胃酸，有利于胃黏膜的修复；急性大出血或呕吐频繁时应禁食；疾病恢复期鼓励患者进食有营养、易消化的软食。

（3）药物治疗的护理：禁用或慎用对胃黏膜有刺激的药物，

如阿司匹林、吲哚美辛等；指导患者正确服用抑制胃酸分泌和保护胃黏膜的药物；对呕吐频繁、出血量大者，应立即建立静脉通路，按医嘱输液、补充电解质，必要时输血，以保证患者的有效循环血容量。

（4）健康指导：向患者及家属宣传急性胃炎的有关知识、预防措施和护理要点等；指导患者注意饮食卫生，防止病从口入，不吃腐烂、霉变的食物；规律进食，避免过冷、过热、辛辣等刺激性食物，忌浓茶、咖啡等饮料，戒除烟酒；慎用对胃有刺激的药物；生活规律，保持轻松愉快的心情。

第十章

胃　癌

胃癌（gastric cancer）是源自胃黏膜上皮细胞的恶性肿瘤，是常见的消化道癌肿之一。临床有进行性上腹疼痛、体重下降，伴恶心呕吐、呕血、黑便、贫血等表现。胃癌是人类常见的恶性肿瘤，占全部恶性肿瘤 20％左右，居全球肿瘤发病和癌症死亡率的第二位。其发病率和死亡率与国家、种族及地区有很大的关系。日本、中国、智利、俄罗斯和冰岛为高发国家，我国西北地区发病率最高。胃癌可发生任何年龄，高发年龄 40～60 岁，男女之比（2：1）～（3：1）。发病率和死亡率随年龄增长而上升。全国平均年死亡率为16/10 万。近年来，发病有下降趋势，与诊断手段提高、其他消化道癌症增加和环境改变有关。早诊断、早治疗为本病的关键，手术治疗为首选措施。若治疗护理得当，可延长患者的生命和提高患者的生活质量。

一、病因及发病机制

胃癌的病因尚未明确，一般认为与下列因素有关。

（一）饮食与环境因素

食物品种和饮食习惯是影响胃癌发生的重要因素，流行病学研究表明，长期食用霉变食品、咸菜、高盐食物、烟熏及腌制品均可增加发生胃癌的危险性。腌制食品中含有高浓度的硝酸盐，能在胃内被细菌还原酶转变成亚硝酸盐，与胺结合成为致癌的亚硝酸胺，长期作用可致胃黏膜发生癌变。环境因素也起到重要的作用，近期研究发现本病高发区与火山来源的土壤有关。

（二）幽门螺杆菌感染

大量研究表明，幽门螺杆菌是胃癌发病的危险因素。幽门螺杆菌所分泌的毒素能使胃黏膜病变，从而发生癌变。

（三）癌前病变

所谓癌前病变是指易恶变的全身性或局部疾病或状态。胃癌的癌前病变有：①慢性萎缩性胃炎伴有肠上皮化生和重度不典型增生者。②腺瘤型或绒毛型胃息肉，息肉＞2 cm，癌变率为15％～40％。③残胃炎，毕氏Ⅱ式术后残胃癌较多见，其发生率为5％～16％。④恶性贫血胃体黏膜有严重萎缩者，其发生率是正常人群的5～10倍。⑤胃溃疡患者约占5％。

（四）遗传因素

胃癌的发病具有家族聚集倾向，可发生于同卵同胞，胃癌发病率较无家族史人群高2～3倍。据报道，致癌物质对遗传易感者作用更大。

胃癌好发于胃窦部，其次为胃贲门与胃体，早期癌细胞浸润范围局限黏膜层，无局部淋巴转移，进展期癌细胞浸润黏膜下层及肌层；晚期癌细胞浸润浆膜层或其以外。胃癌的转移有直接扩散、淋巴转移、血行播散和种植性转移。

二、临床表现

（一）症状

1. 早期胃癌

多无症状，有时出现上腹隐痛不适、嗳气、反酸、食欲减退等非特异性上消化道症状，容易被忽视。

2. 进展期胃癌

最早出现的症状为上腹痛，伴食欲减退、厌食、体重下降，贫血等。开始仅为上腹饱胀不适，继之呈现持续性隐痛，进食后加重，解痉及抗酸剂无效。胃壁受累可有易饱感；胃窦部癌，因幽门梗阻而发生严重的恶心、呕吐；贲门癌和高位小弯癌累及食管下端，出现进食梗阻感、吞咽困难；溃疡型胃癌，因癌肿侵蚀血管，造成上消化道出血，常见呕血及黑便；癌肿破溃致胃黏膜急性穿孔，常见有剧烈腹痛。

3. 并发症及转移症状

癌肿润胃血管壁可有消化道出血，幽门梗阻时出现呕吐，贲门癌累及食管下段可出现吞咽困难，癌肿溃疡可导致胃穿孔。此外，当癌转移至肝出现腹水、肝大、黄疸，转移至骨骼可出现全身骨骼剧痛。

（二）体征

早期胃癌无明显体征。患者进展期可有消瘦、精神状态差。晚期出现上腹部肿块和其他转移表现：呈恶病质，上腹部可触及坚实、可移动结节状肿块，有压痛；发生肝转移时有肝大，并触及坚硬结节，常伴黄疸；发生腹膜转移时有腹水，表现为移动性浊音；远处淋巴结转移时在左锁骨上内侧触到质硬、固定的淋巴结等。

三、辅助检查

（一）X线钡餐检查

早期呈局限性表浅的充盈缺损，边缘不规则的龛影，或黏膜有灶性积钡，胃小区模糊不清等；进展期为较大而不规则的充盈缺损，溃疡型为龛影位于胃轮廓内，边缘不整齐，周围黏膜有中断的皱襞，浸润型为胃壁僵硬、蠕动消失、胃腔狭窄。

（二）胃镜检查

观察病变部位、性质，取活组织检查。其准确率达 95％～99％，是诊断早期胃癌的最佳方法。

（三）实验室检查

长期失血或营养缺乏患者的红细胞数减少，血红蛋白下降；粪便隐血实验对持续阳性，药物治疗不转阴，有诊断意义。

（四）CT检查

了解胃肿瘤侵犯情况，与周围脏器关系，有无切除可能。

四、诊断要点

有癌前病变患者，应定期做 X 线钡餐检查、胃镜检查及活组织病理检查，能够早期发现。

五、治疗要点

胃癌治疗效果取决于病期分类和病理组织分型。

（一）手术治疗

为首选治疗方法。只要患者心、肝、肾功能容许，无远处转移，应力求手术根治，残留的癌组织越少越好。

（二）化学治疗

多种抗癌药物联合应用，如 5-氟尿嘧啶（5-Fu）、替加氟、亚叶酸钙（CF）丝裂霉素或阿霉素等，可增加抗癌的效果。抗癌药物多有骨髓抑制、消化道反应、肝肾功能损害、静脉炎、脱发和皮肤表现等不良反应。

（三）胃镜下治疗

对不宜行手术治疗者，可在胃镜直视下用激光、微波、及注射无水酒精等达到根治效果。

（四）支持治疗

补充足够的营养，以提高机体体质，有利于耐受手术和化疗。应用免疫增强剂，如干扰素、白介素、LAK 细胞、TIL 细胞等可调节机体免疫力。

六、常用护理诊断

（一）营养失调

低于机体需要量，与疾病消耗、吞咽困难和手术化疗有关。

（二）疼痛

与肿瘤细胞浸润有关。

（三）活动无耐力

与食欲不振、疾病消耗、疼痛有关。

（四）有感染的危险

与化疗致机体免疫功能低下及营养不良有关。

七、护理措施

（一）一般护理

1. 饮食护理

鼓励能进食的患者进食易消化、营养丰富的流质或半流质饮食；不能进食或进食不足者，如吞咽困难者或中、晚期患者，遵医嘱静脉输注高营养物质；幽门梗阻时，行胃肠减压，遵医嘱静脉补充液体，必要时输清蛋白、全血或血浆等。提高患者对手术的耐受力，择期手术患者采取少量多餐的饮食原则。

2. 预防感染

患者因抵抗力低，易发生感染，每天给患者温水擦浴，保持皮肤清洁、干燥；长期卧床患者，定时更换卧位；床铺保持清洁、干燥、平整，避免潮湿、摩擦以及排泄物的刺激，防止患者发生压疮；鼓励和帮助患者做床上肢体运动，防止血栓性静脉炎；做好口腔护理，餐后及晚睡前或呕吐后，立即做口腔清洗。保持良好舒适的环境，适宜的温度、湿度，让患者在安静的环境下休养。

（二）病情观察

注意观察腹痛的部位、性质、持续时间，进食是否缓解；对呕血和黑便，突发性腹部剧痛，应注意有无消化道出血和穿孔的发生；对出现咳嗽、咯血、胸痛、腰酸、血尿、头痛、头晕、智力障碍、皮肤破溃、结节、黄疸、腹水等表现，提示有癌肿转移。

（三）健康教育

1. 疾病知识指导

向患者介绍疾病知识，使其了解疾病发生的原因及诱发因素；指导患者保持情绪稳定，学会放松、宣泄及缓解压力的技巧，以乐观态度面对人生。

2. 生活指导

养成良好的饮食习惯，多食营养丰富、富含维生素 C、A 等食物；少进咸菜、高盐食物、烟熏及腌制品；避免生、冷、硬、辛辣等刺激性食物；合理科学的贮存粮食；遵循少量多餐的饮食原则，烹调方式忌煎、炸。合理安排休息时间，尽可能做一些运动量较低的活动，如外出散步，做广播体操，以不感到疲劳为度。鼓励患者坚持做好个人卫生，保持室内空气流通，注意季节变化，外出加防护措施，尽量减少到人群集中的地方。

3. 用药指导

嘱患者按医嘱用药，保证疗程，学习观察药物疗效和不良反应，学会减轻不良反应的办法，不要随意停药，避免影响疗效。

4. 自我监测指导

大力推广普及防癌知识，提高防癌意识，监测易感人群，如40岁以上成人，近期发生上腹部不适，或有溃疡病史者，近期出现疼痛规律变化、大便潜血试验持续阳性等，及时到医院进行相关检查；癌前病变者，如胃溃疡、萎缩性胃炎、胃息肉等，定期检查，做到早期发现、早期诊断、早期根治。坚持定期复诊，发现异常及时治疗。

第十一章

病毒性肝炎

一、甲型病毒性肝炎

甲型病毒性肝炎旧称流行性黄疸或传染性肝炎，早在 8 世纪就有记载。目前全世界有 40 亿人口受到该病的威胁。近年对其病原学和诊断技术等方面的研究进展较大，并已成功研制出甲型肝炎病毒减毒活疫苗和灭活疫苗，可有效控制甲型肝炎的流行。

（一）病因

甲型肝炎传染源是患者和亚临床感染者。潜伏期后期及黄疸出现前数日传染性最强，黄疸出现后2周粪便仍可能排出病毒，但传染性已明显减弱。本病无慢性甲肝病毒（HAV）携带者。

（二）诊断要点

甲型病毒性肝炎主要依据流行病学资料、临床特点、常规实验室检查和特异性血清学诊断。流行病学资料应参考当地甲型肝炎流行疫情，病前有无肝炎患者密切接触史及个人、集体饮食卫生状况。急性黄疸型病例黄疸期诊断不难。在黄疸前期获得诊断称为早期诊断，此期表现似"感冒"或"急性胃肠炎"，如尿色变为深黄色应疑及本病。急性无黄疸型及亚临床型病例不易早期发现，诊断主要依赖肝功能检查。根据特异性血清学检查可做出病因学诊断。凡慢性肝炎和重型肝炎，一般不考虑甲型肝炎的诊断。

1. 分型

甲型肝炎潜伏期为 2～6 周，平均 4 周，临床分为急性黄疸型（AIH）、急性无黄疸型和亚临床型。

（1）急性黄疸型：①黄疸前期：急性起病，多有畏寒发热，体温38 ℃左右，全身乏力，食欲缺乏，厌油、恶心、呕吐，上腹部饱胀不适或腹泻。少数病例以上呼吸道感染症状为主要表现，偶见荨麻疹，继之尿色加深。本期一般持续 5～7 日。②黄疸期：热退后出现黄疸，可见皮肤巩膜不同程度黄染。肝区隐痛，肝大，触之有充实感，伴有叩痛和压痛，尿色进一步加深。黄疸出现后全身及消化道症状减轻，否则可能发生重症化，但重症化者罕见。本期持续 2～6 周。③恢复期：黄疸逐渐消退，症状逐渐消失，肝脏逐渐回缩至正常，肝功能逐渐恢复。本期持续 2～4 周。

（2）急性无黄疸型：起病较缓慢，除无黄疸外，其他临床表现与黄疸型相似，症状一般较轻。多在 3 个月内恢复。

（3）亚临床型：部分患者无明显临床症状，但肝功能有轻度异常。

（4）急性淤胆型：本型实为黄疸型肝炎的一种特殊形式，特点是肝内胆汁淤积性黄疸持续较久，消化道症状轻，肝实质损害不明显。而黄疸很深，多有皮肤瘙痒及粪色变浅，预后良好。

2. 实验室检查

（1）常规检查：外周血白细胞总数正常或偏低，淋巴细胞相对增多，偶见异型淋巴细胞，一般不超过 10%，这可能是淋巴细胞受病毒抗原刺激后发生的母细胞转化现象。黄疸前期末尿胆原及尿胆红素开始呈阳性反应，是早期诊断的重要依据。血清丙氨酸氨基转移酶（ALT）于黄疸前期早期开始升高，血清胆红素在黄疸前期末开始升高。血清 ALT 高峰在血清胆红素高峰之前，一般在黄疸消退后一至数周恢复正常。急性黄疸型血浆球蛋白常见轻度升高，但随病情恢复而逐渐恢复。急性无黄疸型和亚临床型病例肝功能改变以单项 ALT 轻中度升高为特点。急性淤胆型病例血清胆红素显著升高而 ALT 仅轻度升高，两者形成明显反差，同时伴有血清 ALP 及 GGT 明显升高。

（2）特异性血清学检查：特异性血清学检查是确诊甲型肝炎的主要指标。血清 IgM 型甲型肝炎病毒抗体（抗-HAV-IgM）于发病数日即可检出，黄疸期达到高峰，一般持续 2～4 个月，以后逐渐下降乃至消失。目前临床上主要用酶联免疫吸附法（ELISA）检查血清抗-HAV-IgM，以作为早期诊断甲型肝炎的特异性指标。血清抗-HAV-IgM 出现于病程恢复期，较持久，甚至终生阳性，是获得免疫力的标志，一般用于流行病学调查。新近报道应用线性多抗原肽包被进行 ELISA 检测 HAV 感染，其敏感性和特异性分别高于 90% 和 95%。

（三）鉴别要点

本病需与药物性肝炎、传染性单核细胞增多症、钩端螺旋体病、急性结石性胆管炎、原发性胆汁性肝硬化、妊娠期肝内胆汁淤积症、胆总管梗阻、妊娠急性脂肪肝等鉴别。其他如血吸虫病、肝吸虫病、肝结核、脂肪肝、肝瘀血及原发性肝癌等均可有肝大或 ALT 升高，鉴别诊断时应加以考虑。与乙型、丙型、丁型及戊型病毒型肝炎急性期鉴别除参考流行病学特点及输血史等资料外，主要依据血清抗-HAV-IgM 的检测。

（四）规范化治疗

急性期应强调卧床休息，给予清淡而营养丰富的饮食，外加充足的 B 族维生素及维生素 C。进食过少及呕吐者，应每日静脉滴注 10% 的葡萄糖液 1 000～1 500 mL，酌情加入能量合剂及 10% 氯化钾。热重者可服用茵陈蒿汤、栀子柏皮汤加减；湿重者可服用茵陈胃苓汤加减；湿热并重者宜用茵陈蒿汤和胃苓汤合方加减；肝气郁结者可用逍遥散；脾虚湿困者可用平胃散。

二、乙型病毒性肝炎

慢性乙型病毒性肝炎是由乙型肝炎病毒感染致肝脏发生炎症及肝细胞坏死，持续 6 个月以上而病毒仍未被清除的疾病。我国是慢性乙型病毒性肝炎的高发区，人群中约有 9.09% 为乙型肝炎病毒携带者。该疾病呈慢性进行性发展，间有反复急性发作，可演变为肝硬化、肝癌或肝功能衰竭等，严重危害人民健康，故对该疾病的早发现、早诊断、早治疗很重要。

（一）病因

1. 传染源

传染源主要是有 HBV DNA 复制的急、慢性患者和无症状慢性 HBV 携带者。

2. 传播途径

主要通过血清及日常密切接触而传播。血液传播途径除输血及血制品外，可通过注射，刺伤，共用牙刷、剃刀及外科器械等方式传播，经微量血液也可传播。由于患者唾液、精液、初乳、汗液、血性分泌物均可检出 HBsAg，故密切的生活接触可能是重要传播途径。所谓"密切生活接触"可能是由于微小创伤所致的一种特殊经血传播形式，而非消化道或呼吸道传播。另一种重要的传播方式是母-婴传播（垂直传播）。生于 HBsAg/HBeAg 阳性母亲的婴儿，HBV 感染率高达 95%，大部分在分娩过程中感染，低于10%～20%可能为宫内感染。因此，医源性或非医源性经血液传播，是本病的传播途径。

3. 易感人群

感染后患者对同一 HBsAg 亚型 HBV 可获得持久免疫力。但对其他亚型免疫力不完全，偶可再感染其他亚型，故极少数患者血清抗-HBs·（某一亚型感染后）和 HBsAg（另一亚型再感染）可同时阳性。

（二）诊断要点

急性肝炎病程超过半年，或原有乙型病毒性肝炎或 HBsAg 携带史，本次又因同一病原再次出现肝炎症状、体征及肝功能异常者可以诊断为慢性乙型病毒性肝炎。发病日期不明或虽无肝炎病史，但肝组织病理学检查符合慢性乙型病毒性肝炎，或根据症状、体征、化验及 B 超检查综合分析，亦可做出相应诊断。

1. 分型

据 HBeAg 可分为 2 型。

（1）HBeAg 阳性慢性乙型病毒性肝炎：血清 HBsAg、HB-VDNA 和 HBeAg 阳性，抗-HBe 阴性，血清 ALT 持续或反复升高，或肝组织学检查有肝炎病变。

（2）HBeAg 阴性慢性乙型病毒性肝炎：血清 HBsAg 和 HB-VDNA 阳性，HBeAg 持续阴性，抗-HBe 阳性或阴性，血清 ALT

持续或反复异常，或肝组织学检查有肝炎病变。

2. 分度

根据生化学试验及其他临床和辅助检查结果，可进一步分3度。

（1）轻度：临床症状、体征轻微或缺如，肝功能指标仅 1 或2 项轻度异常。

（2）中度：症状、体征、实验室检查居于轻度和重度之间。

（3）重度：有明显或持续的肝炎症状，如乏力、食欲减退、尿黄、便溏等，伴有肝病面容、肝掌、蜘蛛痣、脾大，并排除其他原因，且无门静脉高压症者。实验室检查血清 ALT 和（或）AST 反复或持续升高，清蛋白降低或A/G比值异常，球蛋白明显升高。除前述条件外，凡清蛋白不超过 32 g/L，胆红素大于 5 倍正常值上限，凝血酶原活动度为 40%～60%，胆碱酯酶低于 2 500 U/L，4 项检测中有 1 项达上述程度者即可诊断为重度慢性肝炎。

3. B超

检查结果可供慢性乙型病毒性肝炎诊断参考。

（1）轻度：B超检查肝脾无明显异常改变。

（2）中度：B超检查可见肝内回声增粗，肝脏和（或）脾脏轻度肿大，肝内管道（主要指肝静脉）走行多清晰，门静脉和脾静脉内径无增宽。

（3）重度：B超检查可见肝内回声明显增粗，分布不均匀；肝表面欠光滑，边缘变钝；肝内管道走行欠清晰或轻度狭窄、扭曲；门静脉和脾静脉内径增宽；脾大；胆囊有时可见"双层征"。

4. 组织病理学诊断

包括病因（根据血清或肝组织的肝炎病毒学检测结果确定病因）、病变程度及分级分期结果。

（三）鉴别要点

本病应与慢性丙型病毒性肝炎、嗜肝病毒感染所致肝损害、酒精性及非酒精性肝炎、药物性肝炎、自身免疫性肝炎、肝硬化、肝癌等鉴别。

（四）规范化治疗

1. 治疗的总体目标

最大限度地长期抑制或消除乙肝病毒，减轻肝细胞炎症坏死及肝纤维化，延缓和阻止疾病进展，减少和防止肝脏失代偿、肝硬化、肝癌及其并发症的发生，从而改善生活质量和延长存活时间。主要包括抗病毒、免疫调节、抗炎保肝、抗纤维化和对症治疗，其中抗病毒治疗是关键，只要有适应证，且条件允许。就应进行规范的抗病毒治疗。

2. 抗病毒治疗的一般适应证

①HBV DNA$\geq 2 \times 10^4$ U/mL（HBeAg 阴性者为不低于 2×10^3 U/mL）。②ALT$\geq 2 \times$ULN；如用干扰素治疗，ALT 应不高于 $10 \times$ULN，血总胆红素水平应低于 $2 \times$ULN。③如 ALT$<2 \times$ULN，但肝组织学显示 Knodell HAI≥ 4，或$\geq G_2$。

具有①并有②或③的患者应进行抗病毒治疗；对达不到上述治疗标准者，应监测病情变化，如持续 HBV DNA 阳性，且 ALT 异常，也应考虑抗病毒治疗。ULN 为正常参考值上限。

3. HBeAg 阳性慢性乙型肝炎患者

对于 HBV DNA 定量不低于 2×10^4 U/mL，ALT 水平不低于 $2 \times$ULN 者，或 ALT$<2 \times$ULN，但肝组织学显示 Knodell HAI≥ 4，或$\geq G_2$ 炎症坏死者，应进行抗病毒治疗。可根据具体情况和患者的意愿，选用IFN-α，ALT 水平应低于 $10 \times$ULN，或核苷（酸）类似物治疗。对 HBV DNA 阳性但低于 2×10^4 U/mL 者，经监测病情 3 个月，HBV DNA 仍未转阴，且 ALT 异常，则应抗病毒治疗。

（1）普通 IFN-α：5 MU（可根据患者的耐受情况适当调整剂量），每周 3 次或隔日 1 次，皮下或肌内注射，一般疗程为 6 个月。如有应答，为提高疗效亦可延长疗程至 1 年或更长。应注意剂量及疗程的个体化。如治疗 6 个月无应答者，可改用其他抗病毒药物。

（2）聚乙二醇干扰素 α-2a：180 μg，每周 1 次，皮下注射，疗程1年。剂量应根据患者耐受性等因素决定。

（3）拉米夫定：100 mg，每日1次，口服。治疗1年时，如HBV DNA 检测不到（PCR 法）或低于检测下限、ALT 复常、HBeAg 转阴但未出现抗-HBe 者，建议继续用药直至 HBeAg 血清学转归，经监测2次（每次至少间隔6个月）仍保持不变者可以停药，但停药后需密切监测肝脏生化学和病毒学指标。

（4）阿德福韦酯：10 mg，每日1次，口服。疗程可参照拉米夫定。

（5）恩替卡韦：0.5 mg（对拉米夫定耐药患者1 mg），每日1次，口服。疗程可参照拉米夫定。

4. HBeAg 阴性慢性乙型肝炎患者

HBV DNA 定量不低于 2×10^3 U/mL，ALT 水平不低于 $2 \times$ ULN 者，或 ALT<2ULN，但肝组织学检查显示 Knodell HAI≥4，或 G2 炎症坏死者，应进行抗病毒治疗。由于难以确定治疗终点，因此，应治疗至检测不出 HBVDNA（PCR 法），ALT 复常。此类患者复发率高，疗程宜长，至少为1年。

因需要较长期治疗，最好选用 IFN-α（ALT 水平应低于 $10 \times$ ULN）或阿德福韦酯或恩替卡韦等耐药发生率低的核苷（酸）类似物治疗。对达不到上述推荐治疗标准者，则应监测病情变化，如持续 HBV DNA 阳性，且 ALT 异常，也应考虑抗病毒治疗。

（1）普通 IFN-α：5 MU，每周3次或隔日1次，皮下或肌内注射，疗程至少1年。

（2）聚乙二醇干扰素 α-2a：180 μg，每周1次，皮下注射，疗程至少1年。

（3）阿德福韦酯：10 mg，每日1次，口服，疗程至少1年。当监测3次（每次至少间隔6个月）HBV DNA 检测不到（PCR法）或低于检测下限和 ALT 正常时可以停药。

（4）拉米夫定：100 mg，每日1次，口服，疗程至少1年。治疗终点同阿德福韦酯。

（5）恩替卡韦：0.5 mg（对拉米夫定耐药患者1 mg），每日

1 次，口服。疗程可参照阿德福韦酯。

5. 应用化疗和免疫抑制剂治疗的患者

对于因其他疾病而接受化疗、免疫抑制剂（特别是肾上腺糖皮质激素）治疗的 HBsAg 阳性者，即使 HBV DNA 阴性和 ALT 正常，也应在治疗前 1 周开始服用拉米夫定，每日 100 mg，化疗和免疫抑制剂治疗停止后，应根据患者病情决定拉米夫定停药时间。对拉米夫定耐药者，可改用其他已批准的能治疗耐药变异的核苷（酸）类似物。核苷（酸）类似物停用后可出现复发，甚至病情恶化，应十分注意。

6. 其他特殊情况的处理

（1）经过规范的普通 IFN-α 治疗无应答患者，再次应用普通 IFN-α 治疗的疗效很低。可试用聚乙二醇干扰素 α-2a 或核苷（酸）类似物治疗。

（2）强化治疗指在治疗初始阶段每日应用普通 IFN-α，连续 2～3 周后改为隔日 1 次或每周 3 次的治疗。目前对此疗法意见不一，因此不予推荐。

（3）应用核苷（酸）类似物发生耐药突变后的治疗，拉米夫定治疗期间可发生耐药突变，出现"反弹"，建议加用其他已批准的能治疗耐药变异的核苷（酸）类似物，并重叠 1～3 个月或根据 HBV DNA 检测阴性后撤换拉米夫定，也可使用 IFN-α（建议重叠用药 1～3 个月）。

（4）停用核苷（酸）类似物后复发者的治疗，如停药前无拉米夫定耐药，可再用拉米夫定治疗，或其他核苷（酸）类似物治疗。如无禁忌证，亦可用 IFN-α 治疗。

7. 儿童患者间隔

12 岁以上慢性乙型病毒性肝炎患儿，其普通 IFN-α 治疗的适应证、疗效及安全性与成人相似，剂量为 3～6 $\mu U/m^2$，最大剂量不超过 10 $\mu U/m^2$。在知情同意的基础上，也可按成人的剂量和疗程用拉米夫定治疗。

三、丙型病毒性肝炎

慢性丙型病毒性肝炎是一种主要经血液传播的疾病，是由丙型肝炎病毒（HCV）感染导致的慢性传染病。慢性 HCV 感染可导致肝脏慢性炎症坏死，部分患者可发展为肝硬化甚至肝细胞癌（HCC），严重危害人民健康，已成为严重的社会和公共卫生问题。

（一）病因

1. 传染源

主要为急、慢性患者和慢性 HCV 携带者。

2. 传播途径

与乙型肝炎相同，主要有以下 3 种。

（1）通过输血或血制品传播：由于 HCV 感染者病毒血症水平低，所以输血和血制品（输 HCV 数量较多）是最主要的传播途径。经初步调查，输血后非甲非乙型肝炎患者血清丙型肝炎抗体（抗-HCV）阳性率高达 80% 以上，已成为大多数（80%～90%）输血后肝炎的原因。但供血员血清抗-HCV 阳性率较低，欧美各国为 0.35%～1.4%，故目前公认，反复输入多个供血员血液或血制品者更易发生丙型肝炎，输血 3 次以上者感染 HCV 的危险性增高 2～6 倍。国内曾因单采血浆回输血细胞时污染，造成丙型肝炎暴发流行，经 2 年以上随访，血清抗-HCV 阳性率达到 100%。1989 年国外综合资料表明，抗-HCV 阳性率在输血后非甲非乙型肝炎患者为 85%，血源性凝血因子治疗的血友病患者为 60%～70%，静脉药瘾患者为 50%～70%。

（2）通过非输血途径传播：丙型肝炎亦多见于非输血人群，主要通过反复注射、针刺、含 HCV 血液反复污染皮肤黏膜隐性伤口及性接触等其他密切接触方式而传播。这是世界各国广泛存在的散发性丙型肝炎的传播途径。

（3）母婴传播：要准确评估 HCV 垂直传播很困难，因为在新生儿中所检测到的抗-HCV 实际可能来源于母体（被动传递）。检测 HCV RNA 提示，HGV 有可能由母体传播给新生儿。

3. 易感人群

对 HCV 无免疫力者普遍易感。在西方国家，除反复输血者外，静脉药瘾者、同性恋等混乱性接触者及血液透析患者丙型肝炎发病率较高。本病可发生于任何年龄，一般儿童和青少年 HCV 感染率较低，中青年次之；男性 HCV 感染率大于女性。HCV 多见于16 岁以上人群。HCV 感染恢复后血清抗体水平低，免疫保护能力弱，有再次感染 HCV 的可能性。

（二）诊断要点

1. 诊断依据

HCV 感染超过 6 个月，或发病日期不明、无肝炎史，但肝脏组织病理学检查符合慢性肝炎，或根据症状、体征、实验室及影像学检查结果综合分析，做出诊断。

2. 病变程度判定

慢性肝炎按炎症活动度（G）可分为轻、中、重 3 度，并应标明分期（S）。

（1）轻度慢性肝炎（包括原慢性迁延性肝炎及轻型慢性活动性肝炎）：$G_{1\sim2}$，$S_{0\sim2}$。表现为①肝细胞变性，点、灶状坏死或凋亡小体。②汇管区有（无）炎症细胞浸润、扩大，有或无局限性碎屑坏死（界面肝炎）。③小叶结构完整。

（2）中度慢性肝炎（相当于原中型慢性活动性肝炎）：G_3，$S_{1\sim3}$。表现为①汇管区炎症明显，伴中度碎屑坏死。②小叶内炎症严重，融合坏死或伴少数桥接坏死。③纤维间隔形成，小叶结构大部分保存。

（3）重度慢性肝炎（相当于原重型慢性活动性肝炎）：G_4，$S_{2\sim4}$。表现为①汇管区炎症严重或伴重度碎屑坏死。②桥接坏死累及多数小叶。③大量纤维间隔，小叶结构紊乱，或形成早期肝硬化。

3. 组织病理学诊断

包括病因（根据血清或肝组织的肝炎病毒学检测结果确定病因）、病变程度及分级分期结果，如病毒性肝炎，丙型，慢性，中度，G_3/S_4。

（三）鉴别要点

本病应与慢性乙型病毒性肝炎、药物性肝炎、酒精性肝炎、非酒精性肝炎、自身免疫性肝炎、病毒感染所致肝损害、肝硬化、肝癌等鉴别。

（四）规范化治疗

1. 抗病毒治疗的目的

清除或持续抑制体内的 HCV，以改善或减轻肝损害，阻止进展为肝硬化、肝衰竭或 HCC，并提高患者的生活质量。治疗前应进行 HCV RNA 基因分型（1 型和非 1 型）和血中 HCV RNA 定量，以决定抗病毒治疗的疗程和利巴韦林的剂量。

2. HCV RNA 基因为 1 型或（和）HCV RNA 定量不低于 4×10^5 U/mL

HCV RNA 基因为 1 型或（和）HCV RNA 定量不低于 4×10^5 U/mL 者可选用下列方案之一。

（1）聚乙二醇干扰素 α 联合利巴韦林治疗方案：聚乙二醇干扰素 α-2a 180 μg，每周 1 次，皮下注射，联合口服利巴韦林 1000 mg/d，至 12 周时检测 HCV RNA。如 HCV RNA 下降幅度少于 2 个对数级，则考虑停药；如 HCV RNA 定性检测为阴转，或低于定量法的最低检测限。继续治疗至 48 周；如 HCV RNA 未转阴，但下降超过 2 个对数级，则继续治疗到 24 周。如 24 周时 HCV RNA 转阴，可继续治疗到 48 周；如果 24 周时仍未转阴，则停药观察。

（2）普通 IFN-α 联合利巴韦林治疗方案：IFN-α3～5MU，隔日 1 次，肌内或皮下注射，联合口服利巴韦林 1 000 mg/d，建议治疗 48 周。

（3）不能耐受利巴韦林不良反应者的治疗方案：可单用普通 IFN-α 复合 IFN 或 PEG-IFN，方法同上。

3. HCV RNA 基因为非 1 型或（和）HCV RNA 定量小于 4×10^5 U/mL

HCV RNA 基因为非 1 型或（和）HCV RNA 定量小于 $4 \times$

10^5 U/mL 者可采用以下治疗方案之一。

（1）聚乙二醇干扰素 α 联合利巴韦林治疗方案：聚乙二醇干扰素 α-2a 180 μg，每周 1 次，皮下注射，联合应用利巴韦林 800 mg/d，治疗 24 周。

（2）普通 IFN-α 联合利巴韦林治疗方案：IFN-α3mU，每周 3 次，肌内或皮下注射，联合应用利巴韦林 800～1 000 mg/d，治疗 24～48 周。

（3）不能耐受利巴韦林不良反应者的治疗方案：可单用普通 IFN-α 或聚乙二醇干扰素 α。

四、丁型病毒性肝炎

丁型病毒型肝炎是由于丁型肝炎病毒（HDV）与 HBV 共同感染引起的以肝细胞损害为主的传染病，呈世界性分布，易使肝炎慢性化和重型化。

（一）病因

HDV 感染呈全球性分布。意大利是 HDV 感染的发现地。地中海沿岸、中东地区、非洲和南美洲亚马逊河流域是 HDV 感染的高流行区。HDV 感染在地方性高发区的持久流行，是由 HDV 在 HBsAg 携带者之间不断传播所致。除南欧为地方性高流行区之外，其他发达国家 HDV 感染率一般只占 HBsAg 携带者的 5％以下。发展中国家 HBsAg 携带者较高，有引起 HDV 感染传播的基础。我国各地 HBsAg 阳性者中 HDV 感染率为 0～32％，北方偏低，南方较高。活动性乙型慢性肝炎和重型肝炎患者 HDV 感染率明显高于无症状慢性 HBsAg 携带者。

1. 传染源

主要是急、慢性丁型肝炎患者和 HDV 携带者。

2. 传播途径

输血或血制品是传播 HDV 的最重要途径之一。其他包括经注射和针刺传播，日常生活密切接触传播，以及围生期传播等。我国 HDV 传播方式以生活密切接触为主。

3. 易感人群

HDV 感染分两种类型：①HDV/HBV 同时感染，感染对象是正常人群或未接受 HBV 感染的人群。②HDV/HBV 重叠感染，感染对象是已受 HBV 感染的人群，包括无症状慢性 HBsAg 携带者和乙型肝炎患者，他们体内含有 HBV 及 HBsAg，一旦感染 HDV，极有利于 HDV 的复制，所以这一类人群对 HDV 的易感性更强。

（二）诊断要点

我国是 HBV 感染高发区，应随时警惕 HDV 感染。HDV 与 HBV 同时感染所致急性丁型肝炎，仅凭临床资料不能确定病因。凡无症状慢性 HBsAg 携带者突然出现急性肝炎样症状、重型肝炎样表现或迅速向慢性肝炎发展者，以及慢性乙型肝炎病情突然恶化而陷入肝衰竭者，均应想到 HDV 重叠感染，及时进行特异性检查，以明确病因。

1. 临床表现

HDV 感染一般只与 HBV 感染同时发生或继发于 HBV 感染者中，故其临床表现部分取决于 HBV 感染状态。

（1）HDV 与 HBV 同时感染（急性丁型肝炎）：潜伏期为 6～12 周，其临床表现与急性自限性乙型肝炎类似，多数为急性黄疸型肝炎。在病程中可先后发生两次肝功能损害，即血清胆红素和转氨酶出现两个高峰。整个病程较短，HDV 感染常随 HBV 感染终止而终止，预后良好，很少向重型肝炎、慢性肝炎或无症状慢性 HDV 携带者发展。

（2）HDV 与 HBV 重叠感染：潜伏期为 3～4 周。其临床表现轻重悬殊，复杂多样。比如：①急性肝炎样丁型肝炎：在无症状慢性 HBsAg 携带者基础上重叠感染 HDV 后，最常见的临床表现形式是急性肝炎样发作，有时病情较重，血清转氨酶持续升高达数月之久，或血清胆红素及转氨酶升高呈双峰曲线。在 HDV 感染期间，血清 HBsAg 水平常下降，甚至转阴，有时可使 HBsAg 携带状态结束。②慢性丁型肝炎：无症状慢性 HBsAg 携带者重叠感染 HDV 后，更容易发展成慢性肝炎。慢性化后发展为肝硬化的进程较快。早期认为丁型肝炎不易转化为肝癌，近年来在病理诊断为原发性肝癌的患者中，HDV 标志阳性者可达 11%～22%，故丁型肝炎与原发性肝癌的关系不容忽视。

（3）重型丁型肝炎：在无症状慢性 HBsAg 携带者基础上重叠感染 HDV 时，颇易发展成急性或亚急性重型肝炎。在"暴发性肝炎"中，HDV 感染标志阳性率高达 21%～60%，认为 HDV 感染是促成大块肝坏死的一个重要因素。按国内诊断标准，这些"暴发性肝炎"应包括急性和亚急性重型肝炎。HDV 重叠感染易使原有慢性乙型肝炎病情加重。如有些慢性乙型肝炎患者，病情本来相对稳定或进展缓慢，血清 HDV 标志转阳，临床状况可突然恶化，继而发生肝衰竭，甚至死亡，颇似慢性重型肝炎，这种情况国内相当多见。

2. 实验室检查

近年丁型肝炎的特异诊断方法日臻完善，从受检者血清中检测到 HDAg 或 HDV RNA，或从血清中检测抗-HDV，均为确诊依据。

（三）鉴别要点

应注意与慢性重型乙型病毒型肝炎相鉴别。

（四）规范化治疗

丁型病毒性肝炎以护肝对症治疗为主。近年研究表明，IFN-α可能抑制 HDV RNA 复制，经治疗后，可使部分病例血清 DHV RNA 转阴，所用剂量宜大，疗程宜长。目前 IFN-α 是唯一可供选择的治疗慢性丁型肝炎的药物，但其疗效有限。IFN-α900 万 U。每周 3 次，或者每日 500 万 U，疗程 1 年，能使40%～70%的患者血清中 HDV RNA 消失，但是抑制 HDV 复制的作用很短暂，停止治疗后 60%～97%的患者复发。

五、戊型病毒性肝炎

戊型病毒型肝炎原称肠道传播的非甲非乙型肝炎或流行性非甲非乙型肝炎，其流行病学特点及临床表现颇像甲型肝炎，但两者的病因完全不同。

（一）病因

戊型肝炎流行最早发现于印度，开始疑为甲型肝炎，但回顾性血清学分析，证明既非甲型肝炎，也非乙型肝炎。本病流行地域广泛，在发展中国家以流行为主，发达国家以散发为主。其流行特点与甲型肝炎相似，传染源是戊型肝炎患者和阴性感染患者，经粪-口传播。潜伏期末和急性期初传染性最强。流行规律大体分两种：一种为长期流行，常持续数月，可长达 20 个月，多由水源不断污染所致；另一种为短期流行，约 1 周即止，多为水源一次性污染引起。与甲型肝炎相比，本病发病年龄偏大，16～35 岁者占 75％，平均 27 岁。孕妇易感性较高。

（二）诊断要点

流行病学资料、临床特点和常规实验室检查仅作临床诊断参考，特异血清病原学检查是确诊依据，同时排除 HAV、HBV、HCV 感染。

1. 临床表现

本病潜伏期 15～75 日，平均约 6 周。绝大多数为急性病例，包括急性黄疸型和急性无黄疸型肝炎，两者比例约为 1：13。临床表现与甲型肝炎相似，但其黄疸前期较长，症状较重。除淤胆型病例外，黄疸常于一周内消退。戊型肝炎胆汁淤积症状（如灰浅色大便、全身瘙痒等）较甲型肝炎为重，大约 20％的急性戊型肝炎患者会发展成淤胆型肝炎。部分患者有关节疼痛。

2. 实验室检查

用戊型肝炎患者急性期血清 IgM 型抗体建立 ELISA 法，可用于检测拟诊患者粪便内的 HEAg，此抗原在黄疸出现第 14～18 日的粪便中较易检出，但阳性率不高。用荧光素标记戊型肝炎恢复期血清 IgG，以实验动物 HEAg 阳性肝组织作抗原片，进行荧光抗体阻断实验，可用于检测血清戊型肝炎抗体（抗-HEV），阳性率 50％～100％。但本法不适用于临床常规检查。

用重组抗原或合成肽原建立 ELISA 法检测血清抗-HEV，已在国内普遍开展，敏感性和特异性均较满意。用本法检测血清抗-HEV-IgM，对诊断现症戊型肝炎更有价值。

（三）鉴别要点

应注意与 HAV、HBV、HCV 相鉴别。

（四）规范化治疗

急性期应强调卧床休息，给予清淡而营养丰富的饮食，外加充足的 B 族维生素及维生素 C。

HEV ORF2 结构蛋白可用于研制有效疫苗，并能对 HEV 株提供交叉保护。HEV ORF2 蛋白具有较好的免疫原性，用其免疫猕猴能避免动物发生戊型肝炎和 HEV 感染。该疫苗正在研制，安全性和有效性正在评估。

六、护理措施

（1）甲、戊型肝炎进行消化道隔离；急性乙型肝炎进行血液（体液）隔离至 HBsAg 转阴；慢性乙型和丙型肝炎患者应分别按病毒携带者管理。

（2）向患者及家属说明休息是肝炎治疗的重要措施。重型肝炎、急性肝炎、慢性活动期应卧床休息；慢性肝炎病情好转后，体力活动以不感疲劳为度。

（3）急性期患者宜进食清淡、易消化的饮食，蛋白质以营养价值高的动物蛋白为主 1.0～1.5g/（kg·d）；慢性肝炎患者宜高蛋白、高热量、高维生素易消化饮食，蛋白质 1.5～2.0g/（kg·d）；重症肝炎患者宜低脂、低盐、易消化饮食，有肝性脑病先兆者应限制蛋白质摄入，蛋白质摄入小于 0.5g/（kg·d）；合并腹水、少尿者，钠摄入限制在 0.5 g/d。

（4）各型肝炎患者均应戒烟和禁饮酒。

（5）皮肤瘙痒者及时修剪指甲，避免搔抓，防止皮肤破损。

（6）应向患者解释注射干扰素后可出现发热、头痛、全身酸痛等"流感样综合征"，体温常随药物剂量增大而增高，不良反应随治疗次数增加而逐渐减轻。发热时多饮水、休息，必要时按医嘱对症处理。

（7）密切观察有无皮肤淤点瘀斑、牙龈出血、便血等出血倾向；观察有无性格改变、计算力减退、嗜睡、烦躁等肝性脑病的早期表现。如有异常及时报告医师。

（8）让患者家属了解肝病患者易生气、易急躁的特点，对患者要多加宽容理解；护理人员多与患者热情、友好交谈沟通，缓解患者焦虑、悲观、抑郁等心理问题；向患者说明保持豁达、乐观的心情对于肝脏疾病的重要性。

七、应急措施

（一）消化道出血

（1）立即取平卧位，头偏向一侧，保持呼吸道通畅，防止窒息。

（2）通知医生，建立静脉液路。

（3）合血、吸氧、备好急救药品及器械，准确记录出血量。

（4）监测生命体征的变化，观察有无四肢湿冷、面色苍白等休克体征的出现，如有异常，及时报告医师并配合抢救。

（二）肝性脑病

（1）如有烦躁，做好保护性措施，必要时给予约束，防止患者自伤或伤及他人。

（2）昏迷者，平卧位，头偏向一侧，保持呼吸道通畅。

（3）吸氧，密切观察神志和生命体征的变化，定时翻身。

（4）遵医嘱给予准确及时的治疗。

八、健康教育

（1）宣传各类型病毒性肝炎的发病及传播知识，重视预防接种的重要性。

（2）对于急性肝炎患者要强调彻底治疗的重要性及早期隔离的必要性。

（3）慢性患者、病毒携带者及家属采取适当的家庭隔离措施，对家中密切接触者鼓励尽早进行预防接种。

（4）应用抗病毒药物者必须在医师的指导、监督下进行，不得擅自加量或停药，并定期检查肝功能和血常规。

（5）慢性肝炎患者出院后避免过度劳累、酗酒、不合理用药等，避免反复发作，并定期监测肝功能。

（6）对于乙肝病毒携带者禁止献血和从事饮食、水管、托幼等工作。

第十二章
肝硬化

　　肝硬化是长期肝细胞坏死继发广泛纤维化伴结节形成的结果。一种或多种致病因子长期或反复损伤肝实质，致使肝细胞弥漫性变性、坏死和再生，进而引起肝脏结缔组织弥漫性增生和肝细胞再生，最后导致肝小叶结构破坏和重建，肝内血液循环发生障碍。肝功能损害和门脉高压为本病的主要临床表现，晚期常出现严重的并发症。

　　肝硬化是世界性疾病，所有种族、不论国籍、年龄或性别均可罹患。男性和中年人易罹患。

　　在我国主要为肝炎后肝硬化。血吸虫病性、单纯乙醇性、心源性、胆汁性肝硬化均少见。

一、病因

　　引起肝硬化的病因很多，以病毒性肝炎最为常见。同一病例可由一种、两种或两种以上病因同时或先后作用引起，有些病例则原因不明。

（一）病毒性肝炎

　　病毒性肝炎经慢性活动性肝炎阶段逐步演变为肝硬化，称为肝炎后肝硬化。乙型肝炎和丙型肝炎常见，甲型肝炎一般不发展为肝硬化。由急性或亚急性肝坏死演变的肝硬化称为坏死后肝硬化。

（二）寄生虫感染

　　感染血吸虫病时，大量血吸虫卵进入肝窦前的门脉小血管内，刺激结缔组织增生引起门脉高压。肝细胞的坏死和增生一般不明显，没有肝细胞的结节再生。但如伴发慢性乙型肝炎，其结果多为混合结节型肝硬化。

（三）酒精中毒

主要由酒精的中间代谢产物（乙醛）对肝脏的直接损害引起。酗酒引起长期营养失调，使肝脏对某些毒性物质的抵抗力降低，在发病机制上也起一定作用。

（四）胆汁淤积

肝外胆管阻塞或肝内胆汁淤积持续存在时，高浓度的胆酸和胆红素对肝细胞有损害作用，久之可发展为肝硬化。由于肝外胆管阻塞引起的肝硬化称为继发性胆汁性肝硬化。由原因未明的肝内胆汁淤积引起的肝硬化称为原发性胆汁性肝硬化。

（五）循环障碍

慢性充血性心力衰竭、缩窄性心包炎和各种病因引起肝小静脉阻塞综合征等，导致肝脏充血、肝细胞缺氧，引起小叶中央区肝细胞坏死及纤维组织增生，最终发展为肝硬化。

（六）药物和化学毒物

长期服用某些药物如双醋酚汀、辛可芬、异烟肼、甲基多巴、PAS 和利福平等或反复接触化学毒物如四氯化碳、磷、砷、氯仿等均可损伤肝脏，引起中毒性肝炎，最后演变为肝硬化。

（七）遗传和代谢性疾病

血友病、肝豆状核变性、半乳糖血症、糖原贮积等遗传代谢性疾病，亦可发展为肝硬化，称之代谢性肝硬化。

（八）慢性肠道感染和营养不良

慢性菌痢、溃疡性结肠炎等常引起消化和吸收障碍，发生营养不良，同时肠内的细菌毒素及蛋白质腐败的分解产物等经门静脉到达肝内，引起肝细胞损害，演变为肝硬化。

（九）隐匿性肝硬化

病因难以肯定的称为隐匿性肝硬化，其中很大部分病例可能与隐匿性无黄疸型肝炎有关。

二、临床表现

肝硬化的病程一般比较缓慢，可能隐伏数年至数十年之久。

由于肝脏具有很强的代偿功能，因此，早期临床表现常不明显或缺乏特征性。肝硬化的临床分期为肝功能代偿期和肝功能失代偿期。

（一）肝功能代偿期

一般症状较轻，缺乏特征性。常有乏力、食欲减退、消化不良、恶心、厌油、腹胀、中上腹隐痛或不适及腹泻，部分有踝部水肿、鼻衄、齿龈出血等。上述症状多呈间歇性，常因过度疲劳而发病，经适当休息及治疗可缓解。体征一般不明显，肝脏可轻度肿大，无或有轻度压痛，部分患者可有脾脏肿大。肝功能检查结果多在正常范围内或有轻度异常。

（二）肝功能失代偿期

随着疾病的进展，症状逐渐明显，肝脏常逐渐缩小，质变硬。临床表现主要是肝功能减退和门脉高压。

1. 肝功能减退

（1）营养障碍：表现为消瘦、贫血、乏力、水肿、皮肤干燥而松弛、面色灰暗、黝黑、口角炎、毛发稀疏无光泽等。

（2）消化道症状：早期出现的食欲不振、腹胀、恶心、腹泻等消化道症状逐渐明显，稍进油腻肉食，即引起腹泻。部分患者还可出现轻度黄疸。

（3）出血倾向：轻者有鼻衄、齿龈出血，重者有胃肠道黏膜弥漫性出血及皮肤紫癜。这与肝脏合成凝血因子减少，脾大及脾功能亢进引起血小板减少有关。毛细血管脆性增加是出血倾向的附加因素。

（4）发热：部分患者可有低热，多为病变活动及肝细胞坏死时释出的物质影响体温调节中枢所致。此类发热用抗生素治疗无效，只有肝病好转时才能消失。如持续发热或高热，则提示合并有感染、血栓性门静脉炎、原发性肝癌等。

（5）黄疸：表现为巩膜浅黄、尿色黄。如巩膜甚至全身皮肤黏膜呈深度金黄色，应考虑有肝硬化伴肝内胆汁瘀积的可能。

（6）内分泌功能失调的表现：肝对雌激素灭活作用减退导致脸、

颈、肩、手背及上胸处的蜘蛛痣及（或）毛细血管扩张。肝掌表现为大、小鱼际和指尖斑点状发红，加压后退色。可出现男性乳房发育、睾丸萎缩、性功能减退，女性月经不调、闭经、不孕等。皮肤色素沉着，面色污黑、晦暗，可能由继发性肾上腺皮质功能减退所致，也可能与肝脏不能代谢黑色素有关。继发性醛固酮、抗利尿激素增加导致水、钠潴留，尿量减少，对浮肿与腹水的形成亦起重要促进作用。

2. 门脉高压症

在肝硬化发展过程中，肝细胞的坏死、再生结节的形成、结缔组织增生和肝细胞结构的改建，使门静脉小分支闭塞、扭曲、门静脉血流障碍，导致门脉压力增高。

（1）脾肿大及脾功能亢进：门脉压力增高时，脾脏瘀血、纤维结缔组织及网状内皮细胞增生，使脾脏肿大（多为正常的 2～3 倍，部分可平脐或达脐下）。脾肿大时常伴有脾功能亢进，表现为末梢血中白细胞和血小板减少，红细胞也可减少。胃底静脉破裂出血时脾缩小，输血、补液后渐增大。关于脾功能亢进的原因，可能由于增生的网状内皮细胞对血细胞的吞噬、破坏作用加强；或由于脾脏产生某些体液因素抑制骨髓造血功能或加速血细胞的破坏。

（2）侧支循环的形成：因门静脉回流受阻，门静脉与腔静脉间的吻合支渐次扩张开放，形成侧支循环。胃冠状静脉与食管静脉丛吻合，形成食管下段和胃底静脉曲张。这些静脉位于黏膜下疏松组织中，常由于腹内压突然增高或消化液反流侵蚀及食物的摩擦而破裂出血。脐旁静脉与脐周腹壁静脉沟通，形成脐周腹壁静脉曲张，有时该处可听到连续的静脉杂音。直肠上静脉与直肠中、下静脉吻合扩张形成内痔。门静脉回流受阻时，侧支循环血流方向（图 12-1）。

（3）腹水：腹水的产生表明肝硬化病情较重。初起时有腹胀感，体检可发现移动性浊音（腹水量＞500 mL）。大量腹水可使横膈抬高而致呼吸困难和心悸，腹部膨隆，腹壁皮肤张紧发亮，有移动性浊音和水波感。腹内压力明显增高时，脐可突出而形成脐疝。在腹水出现的同时，常可发生肠胀气。部分腹水患者伴有胸水，其中以右侧多见，两侧者较少。胸水系腹水通过横膈淋巴管进入胸腔所致。腹水为草黄色漏出液。腹水形成的主要因素有：清蛋白合成减少、蛋白质摄入和吸收障碍，当血浆清蛋白<23～30 g/L 时，血浆胶体渗透压降低，促使血浆外渗；门脉压力增高至 2.94～5.88 kPa（正常为 0.785～1.18 kPa），腹腔毛细血管的滤过压增高，组织液回吸收减少而漏入腹腔；进入肝静脉血流受阻使肝淋巴液增加与回流障碍，淋巴管内压增高，造成大量淋巴液从肝包膜及肝门淋巴管溢出；肝脏对醛固酮、抗利尿激素灭活作用减退；腹水形成后循环血容量减少，通过肾小球旁器使肾素分泌增加，产生肾素-血管紧张素－醛固酮系统反应，醛固酮分泌增多，导致肾远曲小管水钠潴留作用加强，腹水进一步加重。

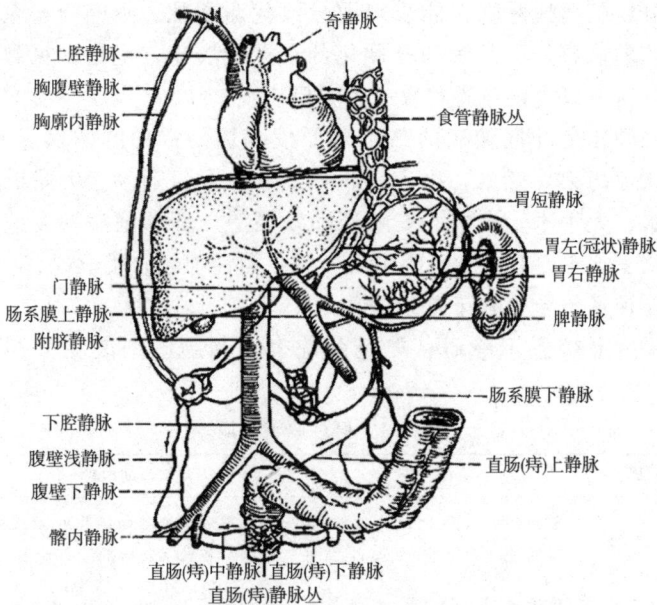

图 12-1　门静脉回流受阻时，侧支循环血流方向

（4）食管和胃底曲张静脉破裂出血：是门脉高压症的主要并发

症,死亡率为 30%～60%。当门静脉压力超过下腔静脉压力达1.47～1.60 kPa时,曲张静脉就可发生出血。曲张静脉大者比曲张静脉小者更易破裂出血。最常见的表现是呕血。出血可以是大量的,并迅速发生休克;也可自行停止,以后再发。偶尔仅表现为便血或黑便。

3. 肝肾综合征

肝肾综合征(功能性肾衰)指严重肝病患者出现肾功能不良,并排除其他引起肾功不良的原因。肝肾综合征的发病机制尚未明确。肝肾综合征通常见于严重的肝脏疾病患者。主要表现为少尿、蛋白尿、尿钠低(<10 mmol/L),尿与血浆肌酐比值$\geq$30:1,尿与血浆渗透压比值>1。这些尿的改变与急性肾小管坏死不同。肾功能损害的发展不一,一些患者于数日内肾功能完全丧失,另一些患者血清肌酐随肝脏功能逐渐恶化而缓慢上升达数周之久。

4. 肝性脑病

肝性脑病指肝脏功能衰竭而导致代谢紊乱、中枢神经系统功能失调的综合征。是晚期肝硬化的最严重表现,也是常见致死原因。临床上以意识障碍和昏迷为主要表现。

肝硬化是肝性脑病的最主要原发病因。常见的诱发因素有:上消化道出血,感染,摄入高蛋白饮食、含氮药物、大量利尿或放腹水、大手术、麻醉、安眠药和饮酒等。肝性脑病的发病机制尚未明了。主要有氨和硫醇中毒学说,假性神经介质学说、γ-氨基丁酸能神经传导功能亢进等学说。

临床上按意识障碍、神经系统表现和脑电图改变分为四期(表 12-1)。

表 12-1 肝性脑病分期

分　期	精神状况	运动改变
亚临床期	常规检查无变化;完成工作或驾驶能力受损	完成常规精神运动试验或床边实验,如画图或数字连接的能力受损
Ⅰ期(前驱期)	思维紊乱、淡漠、激动、欣快、不安、睡眠紊乱	细震颤,协调动作缓慢,扑翼样震颤

分期	精神状况	运动改变
Ⅱ期（昏迷前期）	嗜睡、昏睡、定向障碍、行为失常	扑翼样震颤，发音困难，初级反射出现
Ⅲ期（昏睡期）	思维显著紊乱，言语费解	反射亢进，巴彬斯基征，尿便失禁，肌阵挛，过度换气
Ⅳ期（昏迷期）	昏迷	去大脑体位，短促的眼头反射，疼痛刺激反应早期存在，进展为反应减弱和刺激反应消失

肝性脑病患者呼气中常具有一种类似烂苹果样臭味，这与肝脏不能分解甲硫氨酸中间产物二甲基硫和甲基硫醇有关，肝臭可在昏迷前出现，是一种预后不良的征象。

5.其他

肝硬化患者常因抵抗力降低，并发各种感染，如支气管炎、肺炎、自发性腹膜炎、结核性腹膜炎、尿路感染等。腹膜炎发生的机制可能是细菌通过血液或淋巴液播散入腹腔，并可穿过肠壁而入腹腔。腹水患者易于发生，死亡率高，早期诊断非常重要。自发性腹膜炎起病较急者常为腹痛和腹胀。起病缓者则多为低热或不规则的发热，伴有腹部隐痛、恶心、呕吐及腹泻。体检可发现腹膜刺激征，腹水性质由漏出液转为渗出液。

长期低钠盐饮食，利尿及大量放腹水易发生低钠血症和低钾血症。长期使用高渗葡萄糖溶液与肾上腺糖皮质激素、呕吐及腹泻亦可使钾、氯减少，而产生低钾、低氯血症，并致代谢性碱中毒和肝性脑病。

（三）肝脏体征

肝脏大小不一，早期肝脏肿大，质地中等或中等偏硬，晚期缩小、坚硬、表面呈颗粒状或结节状。一般无压痛，但在肝细胞进行性坏死或并发肝炎或肝周围炎时，则可有触痛与叩击痛。肝边缘锐利提示无炎症活动，边缘圆钝表明有炎症、水肿、脂肪浸润或纤维化。肝硬化时右叶下缘不易触及而左叶增大。

三、检查

（一）血常规

白细胞和血小板明显减少。失血、营养障碍、叶酸及维生素 B_{12} 缺乏导致缺铁性或巨幼红细胞性贫血。

（二）肝功能检查

早期蛋白电泳即显示球蛋白增高，而清蛋白到晚期才降低。絮状及浊度试验在肝功能代偿期可正常或轻度异常，而在失代偿期多为异常。失代偿期转氨酶活力可呈轻、中度升高，一般以 SGPT 活力升高较显著，肝细胞有严重坏死时，则 SGOT 活力常高于 SGPT。

静脉注射磺溴酞 5 mg/kg 45 分钟后，正常人血内滞留量应低于 5％，肝硬化时多有不同程度的增加。磺溴酞可有变态反应，检查前应作皮内过敏试验。吲哚靛青绿亦是一种染料，一般静脉注射 15 分钟后，正常人血中滞留量＜10％，肝硬化尤其是结节性肝硬化患者的潴留值明显增高，约在 30％ 以上。本试验为诊断肝硬化的最好的方法，比溴磺酞试验更敏感，更安全可靠。

肝功能代偿期，血中胆固醇多正常或偏低；失代偿期，血中胆固醇下降，特别是胆固醇酯部分常低于正常水平。凝血酶原时间测定在代偿期可正常，失代偿期则呈不同程度延长，虽注射维生素 K 亦不能纠正。

（三）影像学检查

B 型超声波检查可探查肝、脾大小及有无腹腔积液。可显示脾静脉和门静脉增宽，有助于诊断。食管静脉曲张时，吞钡 X 线检查可见蚯蚓或串珠状充盈缺损，纵行黏膜皱襞增宽。胃底静脉曲张时，可见菊花样充盈缺损。放射性核素肝脾扫描可见肝摄取减少、分布不规则，脾摄取增加，脾脏增大可明显显影。

（四）纤维食管镜

纤维食管镜检查可见食管钡餐检查阴性的食管静脉曲张。

（五）肝穿刺活组织检查

肝活组织检查常可明确诊断，但此为创伤性检查，仅在临床诊断确有困难时才选用。

（六）腹腔镜检查

可直接观察肝脏表面、色泽、边缘及脾脏等改变，并可在直视下进行有目的穿刺活组织检查，对鉴别肝硬化、慢性肝炎和原发性肝癌以及明确肝硬化的病因很有帮助。

四、基本护理

（一）观察要点

一般症状和体征的观察：观察患者全身情况，有无消瘦、贫血、乏力、面色灰暗黝黑、口角炎、毛发稀疏无光泽等营养障碍表现。观察皮肤黏膜、巩膜有无黄染，尿色有无变化。注意蜘蛛痣、杵状指、色素沉着、肝臭、水肿、男性乳房发育等体征。了解有无肝区疼痛、食欲减退、厌油、恶心、呕吐、排便不规则、腹胀等消化道症状。

（二）并发症的观察

1. 门脉高压症

观察腹腔积液、腹胀和其他压迫症状，腹壁静脉曲张、痔出血、贫血以及鼻衄、齿龈出血、瘀点、瘀斑、呕血、黑便。

2. 腹腔积液

观察尿量、腹围、体重变化和有无水肿。

3. 肝性脑病

注意意识和精神活动，有无嗜睡、昏睡、昏迷、定向障碍、胡言乱语，有无睡眠节律紊乱和扑翼样震颤。

（三）一般护理

1. 合理的休息

研究证明卧位与站立时肝脏血流量有明显差异，前者比后者多40%以上。因此合理的休息既可减少体能消耗，又能降低肝脏负荷，增加肝脏血流量，防止肝功能进一步受损和促进肝细胞恢复。肝功能代偿期患者应适当减少活动和工作强度，注意休息，避免劳累。

若病情不稳定、肝功能试验异常，则应减少活动，充分休息。有发热、黄疸、腹腔积液等表现的失代偿患者，应以卧床休息为主，并保证充足的睡眠。

2. 正确的饮食

饮食营养是改善肝功能的基本措施之一。正确的进食和合理的营养，能促进肝细胞再生，反之则会加重病情，诱发上消化道出血、肝昏迷、腹泻等。肝硬化患者应以高热量、高蛋白、高维生素且易消化的食物为宜。适当限制动物脂肪的摄入。不食增加肝脏解毒负荷的食物和药物。一般要求每日总热量在10.46~12.55 kJ（2.5~3.0 kcal）。蛋白质每日 100~150 g，蛋白食物宜多样化、易消化、含有丰富的必需氨基酸。脂肪每日 40~50 g。要有足量的维生素 B、维生素 C 等。为防便秘，可给含纤维素多的食物。肝功能显著减退的晚期患者或有肝昏迷先兆者给予低蛋白饮食，限制蛋白每日在 30 g 左右。伴有腹腔积液者按病情给予低盐（每日 3~5 g）和无盐饮食。腹腔积液严重时应限制每日的入水量。黄疸患者补充胆盐。禁忌饮酒、咖啡、烟草和高盐食物。避免有刺激性及粗糙坚硬的食物，进食时应细嚼慢咽，以防引起食管或胃底静脉破裂出血。教育患者和家属认识到正确饮食和合理营养的意义，并且理解饮食疗法必须长期持续，要有耐心和毅力，使患者能正确的掌握，家属能予以监督。

（四）心理护理

肝硬化患者病程漫长，久治不愈，尤其进入失代偿期后，患者心身遭受很大痛苦，承受的心理压力大，心理变化也大，因此在常规治疗护理中更应强调心理护理，须做好以下几方面：①保持病房的整洁、安静、舒适，从视、听、嗅、触等方面消除不良刺激，使患者在生活起居感到满意。②对病情稳定者，要主动指导患者和家属掌握治疗性自我护理方法，包括通过多种形式宣教有关医疗知识，消除他们恐惧悲观感，树立信心；帮助分析并发症发生的诱因，增强患者预防能力；对心理状态稳定型患者可客观地介绍病情及检查化验结果，以取得其配合。③对病情反复发作者，要热情帮助其恢复生活自理能力，增加战胜疾病的信心。对忧郁悲观型患者应予极大的同情心，充分理解他们，帮助他们解决困难。对怀疑类型的患者应明确告知诊断无误，客观介绍病情，并使其冷静面对现实。④根据病情需要适当安排娱乐活动。

（五）药物治疗的护理

严重患者特别是老年患者进食少时。可静脉供给能量，以补充机体所需。研究表明，$80\% \sim 100\%$ 的肝硬化患者存在程度不同的蛋白质能量营养不足。因此老年人按每日每千克体重摄入 $1.0\,g$ 蛋白质作为基础要量，附加由疾病相关因素造成的额外丢失。补充蛋白质（氨基酸）时，应提供以必需氨基酸为主的氨基酸溶液。若肝功损害严重，则以含丰富支链氨基酸（45%）的溶液作为氨源为佳。目前冰冻血浆的使用越来越广泛，使用过程中应注意掌握正确的融化方法和输注不良反应的观察。一般融化后不再复冻。

使用利尿剂时，应教会患者正确服用利尿药物。通常需向患者讲述常用利尿药的作用及不良反应。指导患者掌握利尿药观察方法，如体重每日减少 $0.5\,kg$，尿量每日达 $2\,000 \sim 2\,500\,mL$，腹围逐渐缩小。

第十三章

原发性肝癌

原发性肝癌（primary carcinoma of the liver）是指由肝细胞或肝内胆管上皮细胞发生的恶性肿瘤，是我国常见的恶性肿瘤之一，死亡率较高，在恶性肿瘤死亡排位中占第二位。近年来发病率有上升趋势，肝癌的五年生存率很低，预后凶险。原发性肝癌的发病率有较高的地区分布性，本病多见于中年男性，男女性别之比在肝癌高发区中（3：1）～（4：1），低发区则为（1：1）～（2：1）。高发区的发病年龄高峰约为40～49岁。

一、病因及发病机制

病因及发病机制尚不清楚，根据高发区的流行病学调查结果表明，下列因素与肝癌的发病关系密切。

（一）病毒性肝炎

在我国，乙型肝炎是原发性肝癌发生的最重要病因，原发性肝癌患者中1/3曾有慢性肝炎病史。肝癌患者血清中乙型肝炎标志物高达90％以上，近年来丙型肝炎与肝癌的关系也逐渐引起关注。

（二）肝硬化

原发性肝癌合并肝硬化者占50％～90％，乙肝病毒持续感染与肝细胞癌有密切关系。其过程可能是乙型肝炎病毒引起肝细胞损害继而发生增生或不典型增生，从而对致癌物质敏感。在多病因参与的发病过程中可能有多种基因发生改变，最后导致癌变。

（三）黄曲霉毒素

在肝癌高发区，尤其南方以玉米为主粮的地方调查提示，肝癌流行可能与黄曲霉毒素对粮食的污染有关，其代谢产物黄曲霉

毒素 B_1 有强烈致癌作用。

（四）饮水污染

江苏启东的流行病学调查结果发现，饮用池塘水者与饮用井水者的肝癌发病率和死亡率有明显差异，可能与池塘水的蓝绿藻产生的微囊藻毒素污染饮用水源有关。

（五）遗传因素

在高发区肝癌有时出现家族聚集现象，尤以共同生活并有血缘关系者的肝癌罹患率高。可能与肝炎病毒垂直传播有关。

（六）其他

饮酒、亚硝胺、农药、某些微量元素含量异常、肝吸虫等因素也被认为与肝癌有关。吸烟和肝癌的关系还待进一步明确。

二、临床表现

（一）症状

肝癌起病隐匿，早期缺乏典型症状，多在肝病随访或体检普查中，应用血清甲胎蛋白（AFP）及 B 超检查偶然发现肝癌，此时患者既无症状，体格检查亦缺乏肿瘤本身的体征，此期称之为亚临床肝癌。一旦出现症状而来就诊者其病程大多已进入中晚期。不同阶段的肝癌，其临床表现有明显差异。

1. 肝区疼痛

最常见，半数以上患者呈间歇性或持续性的钝痛或胀痛，是由于肿块生长迅速、使肝包膜绷紧牵拉所致。当肿瘤侵犯膈肌时，疼痛可向右肩或右背部放射。向右后生长的肿瘤可致右腰疼痛。突然出现剧烈腹痛和腹膜刺激征提示癌结节包膜下出血或向腹腔破溃。

2. 消化道症状

食欲不振、恶心、呕吐、腹泻、消化不良等，缺乏特异性。

3. 全身症状

低热，发热与癌肿坏死物质吸收有关。此外还有乏力、消瘦、贫血、全身衰弱等，少数患者晚期呈恶病质。这是由于癌症所致的能量消耗和代谢障碍所致。

4. 转移灶症状

如肺转移可出现咳嗽、咯血；胸膜转移可引起胸痛和血性胸腔积液；癌栓栓塞肺动脉，引起肺梗死，可突然出现严重呼吸困难和胸痛；癌栓栓塞下肢静脉，可出现下肢严重水肿；骨转移和脊柱转移，可引起局部压痛或神经受压症状；颅内转移可出现相应的神经定位症状和体征。

5. 伴癌综合征

癌肿本身代谢异常，癌组织对机体发生影响而引起的内分泌或代谢异常的一组症候群称之为伴癌综合征。如自发性低血糖症、红细胞增多症，其他罕见的有高脂血症、高钙血症、类癌综合征等。

（二）体征

1. 肝大

进行性肝大是常见的特征性体征之一。肝质地坚硬，表面及边缘不光滑，有大小不等结节，伴不同程度的压痛。如癌肿突出于右肋弓下或剑突下，上腹可出现局部隆起或饱满。

2. 脾肿大

多见于合并肝硬化门静脉高压患者。因门静脉或脾静脉有癌栓或癌肿压迫门静脉引起。

3. 腹腔积液

因合并肝硬化门静脉高压、门静脉或肝静脉癌栓所致。当癌肿表面破溃时可引起血性腹腔积液。

4. 黄疸

当癌肿浸润、破坏肝细胞时，可引起肝细胞性黄疸；当癌肿侵犯肝内胆管或压迫胆管时，可出现阻塞性黄疸。

5. 转移灶相应体征

锁骨上淋巴结肿大、胸腔积液的体征，截瘫、偏瘫等。

（三）并发症

肝性脑病；上消化道出血；肝癌结节破裂出血；血性胸腹腔

积液；继发感染。上述并发症可由肝癌本身或并存的肝硬化引起，常为致死的原因。

三、辅助检查

（一）血清甲胎蛋白（AFP）测定

AFP 是目前诊断肝细胞肝癌最特异性的标志物，是体检普查的项目之一。肝癌患者 AFP 阳性率 $70\%\sim90\%$，诊断标准为：①AFP大于 $500~\mu g/L$ 持续 4 周。②AFP 在大于 $200~\mu g/L$ 的中等水平持续8周。③AFP 由低浓度升高后不下降。

（二）影像学检查

（1）超声显像是目前肝癌筛查的首选检查之一，有助于了解占位性病变的血供。

（2）CT 在反映肝癌的大小、形态、部位、数目等方面有突出的优点，被认为是补充超声显像检查的非侵入性诊断的首选方法。

（3）肝动脉造影是肝癌诊断的重要补充方法，对直径 2 cm 以下的小肝癌的诊断较有价值。

（4）MRI 优点是除显示如 CT 那样的横断面外，还能显示矢状位、冠状位以及任意切面。

（三）肝组织活检或细胞学检查

在超声或 CT 引导下活检或细针穿刺行组织学或细胞学检查，是目前确诊直径 2 cm 以下小肝癌的有效方法。缺点是易引起近边缘的肝癌破裂，有促进转移的危险。在非侵入性操作未能确诊时考虑使用。

四、诊断要点

有慢性肝炎病史，原因不明的肝区不适或疼痛，或原有肝病症状加重伴有全身不适、明显的食欲不振和消瘦、乏力、发热；肝进行性肿大、压痛、质地坚硬、表面和边缘不光滑。对高危人群血清 AFP 的检测及影像学检查。对既无症状也无体征的亚临床肝癌的诊断主要靠血清 AFP 的检测联合影像学检查。

五、治疗要点

早期治疗是改善肝癌预后的最主要的因素，而治疗方案的选择取决于肝癌的临床分期及患者的体质。

（一）手术治疗

首选的治疗方法，是影响肝癌预后的最主要因素，是提高生存率的关键。

（二）局部治疗

1. 肝动脉化疗栓塞治疗（TACE）

为原发性肝癌非手术的首选方案，效果较好，应反复多次治疗。机制为：先栓塞肿瘤远端血供，再栓塞肿瘤近端肝动脉，使肿瘤难以建立侧支循环，最终引起病灶缺血性坏死，并在动脉内灌注化疗药物。常用栓塞剂有明胶海绵和碘化油。

2. 无水酒精注射疗法（PEI）

PEI是肿瘤直径小于 3 cm，结节数在 3 个以内，伴肝硬化不能手术患者的首选治疗方法。在 B 超引导下经皮肝穿刺入肿瘤内注入无水酒精，促使肿瘤细胞脱水变性、凝固坏死。

3. 物理疗法

局部高温疗法，如微波组织凝固技术、射频消融、高功率聚焦超声治疗、激光等。

（三）其他治疗方法

1. 放射治疗

在肝癌治疗中仍有一定地位。适用于肿瘤较局限，但不能手术者，常与其他治疗方法组成综合治疗。

2. 化学治疗

常用阿霉素（ADM）及其衍生物、顺铂（CDDP）、5-氟尿嘧啶（5-Fu）、丝裂霉素（MMC）和氨甲蝶呤（MTX）等。主张联合用药，单一用药疗效较差。

3. 生物治疗

常用干扰素、白介素、LAK 细胞、TIL 细胞等，作为辅助治疗之一。

4. 中医中药治疗

用于晚期肝癌患者和肝功能严重失代偿无法耐受其他治疗者，可作为辅助治疗之一。

5. 综合治疗

根据患者的具体情况，选择一种或多种治疗方法联合使用，为中晚期患者的主要治疗方法。

六、常用护理诊断

（一）疼痛——肝区痛

与肿瘤迅速增大、牵拉肝包膜有关。

（二）预感性悲哀

与获知疾病预后有关。

（三）营养失调——低于机体需要量

与肝功能严重损害、摄入量不足有关。

七、护理措施

（一）一般护理

1. 休息与体位

给患者创造安静舒适的休息环境，减少各种不良刺激。协助并指导患者取舒适卧位。为患者创造安静、舒适环境，提高患者对疼痛的耐受性。

2. 饮食护理

鼓励进食，给予高蛋白、适量热量、高维生素、易消化饮食，如出现肝性昏迷，禁食蛋白质。伴腹腔积液患者，限制水钠摄入。如出现恶心、呕吐现象，做好口腔护理。在化疗过程中患者往往胃肠道反应明显，可根据其口味适当调整饮食。

3. 皮肤护理

晚期肝癌患者极度消瘦，严重营养不良，因为疼痛影响，常拒绝体位变动。因此要加强翻身，皮肤按摩，如出现压疮，做好相应处理。

（二）病情观察

监测生命体征，观察有无肝区疼痛、发热、腹腔积液、黄疸、呕血、便血、24 h 尿量等，以及实验室各项血液生化和免疫学指标。观察有无转移征象。

（三）疼痛护理

晚期癌症患者大部分有中度至重度的疼痛，多为顽固性的剧痛，严重影响生存质量。通过询问病史、观察或运用评估工具来判断疼痛的部位、性质、程度。

1. 三阶梯疗法

目前临床普遍推行 WTO 推荐的三阶梯疗法，其原则为：①按阶梯给药，依药效的强弱顺序递增使用。②无创性给药，可选择口服给药，直肠栓剂或透皮贴剂给药等方式。③按时给药，而不是按需给药。④剂量个体化。按此疗法多数患者能满意止痛。

（1）第一阶梯：轻度癌痛，可用非阿片类镇痛药，如阿司匹林等。

（2）第二阶梯：中度癌痛及第一阶梯治疗效果不理想时，可选用弱阿片类药，如可卡因。

（3）第三阶梯：重度癌痛及第二阶梯治疗效果不理想者，选用强阿片类药，如吗啡。多采用口服缓释或控释剂型。

癌痛的治疗中提倡联合用药的方法，加用一些辅助药以协同主药的疗效，减少其用量与不良反应，常用辅助药物有：①弱安定药，如地西泮和艾司唑仑等。②强安定药，如氯丙嗪和氟哌利多等。③抗抑郁药，如阿米替林。

向患者说明接受治疗的效果及帮助患者正确用药，对于已掌握的规律性疼痛，在疼痛发生前使用镇痛剂。疼痛减轻或停止时应及时停药。观察止痛疗效及不良反应。

2. 其他方法

（1）放松止痛法：通过全身松弛可以阻断或减轻疼痛反应。

（2）心理暗示疗法：可结合各种癌症的治疗方法，暗示患者进行自身调节，告诉患者配合治疗就一定能战胜疾病。

（3）物理止痛法：可通过刺激疼痛周围皮肤或相对应的健侧达到止痛目的。

（4）转移止痛法：让患者取舒适体位，通过回忆、冥想、听音乐、看书报等方法转移注意力，减轻疼痛反应。

（四）肝动脉栓塞化疗护理

肝动脉栓塞化疗护理是肝癌非手术治疗的首选方法，已在临床上广泛应用，是一种创伤性的非手术治疗。

1. 术前护理

（1）向患者和家属解释治疗的必要性、方法、效果。

（2）评估患者的身体状况，必要时先给予支持治疗。

（3）做好各种检查，如血常规、出凝血时间、肝肾功能、心电图、影像学检查等；检查股动脉和足背动脉搏动的强度。

（4）做好碘过敏试验和普鲁卡因过敏试验，如碘过敏试验阳性可用非离子型造影剂。

（5）术前 6 h 禁食禁饮。

（6）术前 0.5 h 可给予镇静剂，并测量血压。

2. 术中护理

（1）准备好各种抢救用品和药物。

（2）护士应尽量陪伴在患者的身边，安慰及观察患者。

（3）注射造影剂时，应严格控制注射速度，注射完毕后应密切观察患者有无恶心、心悸、胸闷、皮疹等过敏症状，观察血压的变化。

（4）注射化疗药物后应观察患者有无恶心、呕吐，一旦出现应帮助患者头偏向一侧，备污物盘，指导患者做深呼吸，如使用的化疗药物胃肠道反应很明显，可在注入化疗药物前给予止吐药。

（5）观察患者有无腹痛，如出现轻微腹痛，可向患者解释腹痛的原因，安慰患者，转移注意力；如疼痛较剧，患者不能耐受，可给予止痛药。

3. 术后护理

（1）预防穿刺部位出血：拔管后应压迫股动脉穿刺点 15 min，绷带包扎后，用沙袋（1～2 kg）压迫 6～8 h；保持穿刺侧肢体平伸 24 h；术后 8 h 内，应每隔 1 h 观察穿刺部位有无出血和渗血，保持敷料的清洁干燥；一旦发现出血，应立即压迫止血，重新包扎，沙袋压迫；如为穿刺点大血肿，可用无菌注射器抽吸，24 h后可热敷，促进其吸收。

（2）观察有无血栓形成：应检查两侧足背动脉的搏动是否对称，患者有无肢体麻木、胀痛、皮肤温度降低等，出现上述症状与体征，应立即报告医师及时采取溶栓措施。

（3）观察有无栓塞后综合征：发热、恶心、呕吐、腹痛。如体温超过 39 ℃，可物理降温，必要时用退热药。术中或术后用止吐药，可有效地预防和减轻恶心、呕吐的症状，鼓励患者进食，尽可能满足患者对食物的要求。腹痛是因肿瘤组织坏死、局部组织水肿而引起的，可逐渐缓解，如疼痛剧烈，可使用药物止痛。

（4）密切观察化疗后反应，及时检查肝、肾功能和血常规，及时治疗和抢救。补充足够的液体，鼓励患者多饮水、多排尿，必要时应用利尿剂。

（五）心理护理

肝癌患者的五个阶段的心理反应往往比其他癌症患者更为明显。要充分认识患者的心理反应，对部分出现过激行为，如绝望甚至自杀的患者，要给予正确的心理疏导；同时建立良好的护患关系，减轻患者恐惧。对于晚期患者，特别要维护其尊严，并做好临终护理。

（六）健康教育

1. 疾病知识指导

原发性肝癌应以预防为主。临床证明，肝炎—肝硬化—肝癌的关系密切。因此，患病毒性肝炎的患者应及时正确治疗，防止转变为肝硬化，非乙型肝炎病毒携带者应注射乙型肝炎疫苗。加强锻炼，增强体质，注意保暖。

2. 生活指导

禁食含有黄曲霉素的霉变食物，特别是发霉的花生和玉米，禁饮酒。肝癌伴有肝硬化者，特别是伴食管-胃底静脉曲张的患者，应避免粗糙饮食。

3. 用药指导

在化疗过程中，应向患者做好解释工作，消除紧张心理，并介绍药物性质、毒副反应，使患者心中有数。药物反应较重者，宜安排在睡前或饭后用药，以免影响进食。呕吐严重者应少食多餐，辅以针刺足三里、合谷、曲池等穴，对减轻胃肠道反应有一定作用。注意防止皮肤破损，观察皮肤有无瘀斑、出血点，有无牙龈出血、鼻出血、血尿及便血等症状。鼓励患者多饮水或强迫排尿，使尿液稀释。遵医嘱适量地服用碳酸氢钠以碱化尿液。常选用 1：5 000 高锰酸钾溶液坐浴，预防会阴部感染。

4. 自我监测指导

出现右上腹不适、疼痛或包块者应尽早到医院检查。肝癌的疗效取决于早发现、早治疗，一旦确诊应尽早治疗，以手术为主的综合治疗可明显延长患者生命。观察肿瘤有无并发症和有无远处转移的表现，应警惕肝癌结节破裂、肝性脑病、消化道出血和感染等。手术后的癌肿患者应观察有无复发，定期复诊。化疗患者应定期检查肝肾功能、心电图、血象、血浆药物浓度等，及时了解脏器功能和有无药物蓄积。

第十四章

肝性脑病

肝性脑病又称肝昏迷，是严重肝病引起的、以代谢紊乱为基础的中枢神经系统功能失调的综合征，其主要表现是意识障碍、行为异常和昏迷。无明显临床表现和生化异常、仅能用精细的智力试验和（或）电生理检测才可做出诊断的肝性脑病，称为亚临床或隐性肝性脑病。

一、病因和诱因

大部分肝性脑病是由各型肝硬化引起的，其中肝炎后肝硬化最多见；还可因其他严重肝损害引起，如原发性肝癌、急性重症肝炎、妊娠急性脂肪肝、严重中毒性肝炎等；也可见于门体分流手术后。

由肝硬化引起的肝性脑病的发生多有明显诱因，常见的有：上消化道出血、摄入过高的蛋白质饮食、大量排钾利尿和放腹腔积液、感染、镇静催眠和麻醉药、便秘、低血糖。

二、发病机制

肝性脑病的发病机制尚未完全明了，目前关于其发病机制的学说主要如下。

（一）氨中毒学说

这是目前公认的并有较确实的依据的学说。

1. 氨的形成和代谢

氨主要在肠道内产生。大部分是由血循环弥散至肠道的尿素经肠菌的尿素酶分解产生，小部分是食物中的蛋白质被肠菌的氨基酸氧化酶分解产生。游离的 NH_3 有毒性，且能透过血脑屏障；NH_4^+ 呈盐类形式存在，相对无毒，不能透过血脑屏障。

机体清除血氨的主要途径为：肝脏合成尿素；脑、肝、肾等组织利用和消耗氨，以合成谷氨酸和谷氨酰胺（α-酮戊二酸＋NH_3 →谷氨酸，谷氨酸＋NH_3 →谷氨酰胺）；肾脏排出大量尿素和 NH_4^+；从肺部呼出少量。

2. 血氨增高的原因

血氨的增高主要是由于生成过多和（或）代谢清除减少。①产生多：肠道产氨增多，如摄入过多的含氮食物（高蛋白饮食）或药物、上消化道出血、便秘；低钾性碱中毒时，游离的 NH_3 增多，通过血脑屏障进入脑细胞产生毒性。②清除少：肝功能衰竭时，合成为尿素的能力减退；低血容量如上消化道出血、大量利尿和放腹腔积液、休克等，可致肾前性氮质血症，使排出减少。

3. 氨干扰脑的能量代谢

氨使大脑细胞的能量供应不足，消耗大脑兴奋性神经递质谷氨酸，使大脑兴奋性下降。

（二）氨、硫醇及短链脂肪酸的协同毒性作用学说

甲基硫醇是蛋氨酸在胃肠道内被细菌代谢的产物、甲基硫醇及其衍变的二甲基亚砜和氨这 3 种物质对中枢神经系统产生协同毒性作用。

（三）GABA/BZ 复合受体学说

γ-氨基丁酸（GABA）是哺乳动物大脑的主要抑制性神经递质，由肠道细菌产生。肝衰竭时，GABA 血浓度增高，大脑突触后神经元的 GABA 受体显著增多，这种受体不仅能与 GABA 结合，也能与巴比妥类和弱安定类（benzodiazepines，BZs）药物结合，故称为 GABA/BZ 复合受体，产生抑制作用。

（四）假性神经介质学说

肝功能衰竭时，食物中的芳香族氨基酸分解减少，经肠道内细菌作用可转变为与正常神经递质去甲肾上腺素相似的神经递质，但却不具有神经递质的生理功能，因此被称为假性神经介质。当

假性神经介质被脑细胞摄取并取代了突触中的正常递质时，则出现神经冲动传导障碍，兴奋冲动不能正常地传入大脑而产生抑制，出现意识障碍及昏迷。

（五）氨基酸代谢失衡学说

肝功能衰竭时，芳香族氨基酸分解减少，血浆中芳香族氨基酸（如苯丙氨酸、酪氨酸、色氨酸）增多，而支链氨基酸（如亮氨酸、异亮氨酸）减少。当进入脑中的芳香族氨基酸增多时，它们或可进一步形成假性神经介质，导致意识障碍和昏迷。

三、临床表现

急性而严重的肝性脑病的发病常可无明显诱因，患者在起病数周内即在无任何前驱症状的情况下进入昏迷状态直至死亡。慢性肝脏疾病如肝硬化患者发生的肝性脑病常有明显的诱因，起病时多有前驱症状，其发作可根据患者的神经系统表现、意识障碍和脑电图改变分为四期。

Ⅰ期（前驱期）：有轻度的性格改变和行为异常。表现为欣快激动或淡漠寡言、衣冠不整、随地便溺；对答尚准确，但吐词不清且较缓慢；患者可有扑翼（击）样震颤。此期病理反射多阴性，脑电图多正常。

Ⅱ期（昏迷前期）：原有Ⅰ期症状加重，睡眠障碍、意识错乱、行为失常是突出表现。定向力和理解力减退，对人、地、时的概念混乱，不能完成简单的计算和构图。言语不清，书写障碍，举止反常。多有睡眠时间倒错，昼睡夜醒。部分患者可能出现幻觉、狂躁等较严重的精神症状。患者有扑翼样震颤，同时伴有明显的肌张力增高，腱反射亢进，巴彬斯基征阳性。脑电图有特异性改变。

Ⅲ期（昏睡期）：以昏睡和精神错乱为主，患者大部分时间呈昏睡状，但可被唤醒，醒时尚能对答，神志不清，常有幻觉。扑翼样震颤仍可引出，肌张力增加，腱反射亢进，锥体束征呈阳性。脑电图有异常波形。

Ⅳ期（昏迷期）：神志完全丧失，不能唤醒。浅昏迷时对疼痛刺激尚有反应，患者扑翼样震颤无法引出；深昏迷时，各种反射消失，肌张力降低，瞳孔常散大，可有抽搐和换气过度。部分患者有肝臭。脑电图明显异常。

四、实验室和其他检查

（一）血氨

慢性肝性脑病尤其是门体分流性脑病血氨多增高，急性肝性脑病血氨多正常。

（二）脑电图

典型改变为脑电波节律变慢，出现每秒 4～7 次的 θ 波和每秒 1～3 次的 δ 波，昏迷期双侧同时出现对称的高波幅的 δ 波。

（三）心理智能测验

对诊断早期肝性脑病包括亚临床脑病最简便而有效。最常用的有数字连接试验，其他如搭积木、构词、书写、画图等。

五、诊断要点

肝性脑病的主要诊断依据为：严重肝病和（或）广泛门体侧支循环，精神错乱、昏睡或昏迷，有肝性脑病的诱因，明显肝功能损害或血氨增高。扑翼样震颤和典型脑电图改变有重要参考价值。对肝硬化患者进行常规的简易智力测试（如数字连接试验），可发现轻微肝性脑病。

六、治疗要点

目前尚无特效治疗，多采取综合措施。

（1）消除诱因，避免诱发和加重肝性脑病。

（2）减少肠内毒物的生成和吸收。包括禁食蛋白食物，每日保证足够的以葡萄糖为主的热量摄入；灌肠或导泻，清洁肠道；抑制肠道细菌的生长。

饮食：开始数日内禁食蛋白质，以碳水化合物为主和补充足量维生素，热量 5.0～6.7 kJ/d。神志清楚后，可逐渐增加蛋白质。

灌肠和导泻：清除肠内积食、积血或其他含氮物。①灌肠：使用生理盐水或弱酸性溶液（如稀醋酸液），弱酸溶液可使肠内

pH 保持在 5.0～6.0，有利于 NH_3 在肠内与 H^+ 合成 NH_4^+ 随粪便排出，禁用肥皂水灌肠。对急性门体分流性脑病昏迷患者，应首选 66.7% 乳果糖 500 mL 灌肠。②导泻：口服或鼻饲 25% 硫酸镁 30～60 mL 导泻。也可口服乳果糖 30～60 g/d，分 3 次服，从小剂量开始，以调整到每日排便 2～3 次，粪便 pH 5～6 为宜。乳梨醇疗效与乳果糖相同，30～45 g/d，分 3 次服用。

抑制肠道细菌生长：口服新霉素或甲硝唑。

（3）促进体内有毒物质的代谢清除，纠正氨基酸失衡。①应用降氨药物，常用的有谷氨酸钠、谷氨酸钾、精氨酸，可促进尿素合成，降低血氨。②纠正氨基酸代谢紊乱：口服或静脉输注以支链氨基酸为主的氨基酸混合液。③服用 GABA/BZ 复合受体拮抗药，如氟马西尼。④人工肝：用活性炭、树脂等进行血液灌注可清除血氨。

（4）对症治疗。纠正水、电解质和酸碱平衡失调，对肝硬化腹腔积液患者的入液量应加以控制，一般为尿量加 1 000 mL，防止稀释性低钠，及时纠正缺钾和碱中毒；保护脑细胞功能；保持呼吸道通畅；防治脑水肿、出血与休克；进行腹膜透析或血液透析等。

（5）肝移植。这是各种终末期肝病的有效治疗手段。

七、常用护理诊断/问题

（一）急性意识障碍

急性意识障碍与未经肝脏解毒的有毒代谢产物引起大脑功能紊乱有关。

（二）营养失调：低于机体需要量

营养失调：低于机体需要量与代谢紊乱、进食少等有关。

（三）潜在并发症

脑水肿。

八、护理措施

（一）一般护理

（1）合理饮食：以碳水化合物为主要食物，每日保证充足的热量和维生素。对昏迷患者，可采用经鼻导管鼻饲或静脉滴注葡萄糖供给热量，以减少蛋白质的分解；对需长期静脉内补充者，可做锁骨下静脉和颈静脉穿刺插管供给营养。食物配制中应含有丰富的维生素，尤其是维生素 C、维生素 B、维生素 K、维生素 E 等，但不宜用维生素 B_6，因其可使多巴在周围神经处转为多巴胺，影响多巴进入脑组织，减少中枢神经的正常传导递质。昏迷患者应暂禁蛋白质，以减少氨的生成。保证足够热量，以碳水化合物为主，对不能进食者鼻饲或静脉补充葡萄糖，以减少蛋白质的分解。清醒后可逐渐恢复，从小量开始，每天 20 g，每隔 2 天增加 10 g，逐渐达到 50 g 左右，但需密切观察患者对蛋白质的耐受力，反复尝试，掌握较适当的蛋白质量。如有复发现象，则再度禁用蛋白质。患者恢复蛋白质饮食，主要以植物蛋白为好，因为植物蛋白含蛋氨酸、芳香氨基酸较少，含非吸收性纤维素较多，有利于氨的排除，也可少量选用酸牛奶等含必需氨基酸的蛋白质。

注意事项：脂肪可延缓胃的排空，尽量少用。显著腹腔积液者钠量应限制在 250 mg/d，入水量一般为前日尿量加 1 000 mL/L。

（2）加强护理，提供感情支持：①训练患者定向力：安排专人护理，利用媒体提供环境刺激。②注意患者安全：对烦躁患者注意保护，可加床栏，必要时使用约束带，以免患者坠床。③尊重患者：切忌嘲笑患者的异常行为，安慰患者，尊重患者的人格。

（二）病情观察

注意早期征象，如欣快或冷漠、行为异常、有无扑翼样震颤等。加强对患者血压、脉搏、呼吸、体温、瞳孔等生命体征的监测并作记录。定期抽血复查肝、肾功能和电解质的变化。对出现意识障碍者应加强巡视，注意其安全；对昏迷患者按昏迷患者护理。

（三）消除和避免诱因

（1）保持大便通畅：发生便秘时，应给予灌肠或导泻，对导泻患者应注意观察血压、脉搏，记录尿量、排便量和粪便颜色，加强肛周皮肤护理。对血容量不足、血压不稳定者不能导泻，以免因大量脱水而影响循环血量。

（2）慎用药物：避免使用含氮药物及对肝脏有毒的药物，如有烦躁不安或抽搐，可注射地西泮5～10 mg。忌用水合氯醛、吗啡、硫苯妥钠等药物。

（3）注意保持水和电解质的平衡：对有肝性脑病倾向的患者，应避免使用快速、大量排钾利尿剂和大量放腹腔积液。

（4）预防感染：机体感染一方面加重肝脏吞噬、免疫和解毒的负荷，另一方面使组织的分解代谢加速而增加产氨和机体的耗氧量。所以，感染时应按医嘱及时应用有效的抗生素。

（5）积极控制上消化道出血：及时清除肠道内积存血液、食物或其他含氮物质。因肝性脑病易并发于上消化道出血后，故应及时灌肠和导泻。

（6）避免发生低血糖：禁食和限食者应避免发生低血糖。因葡萄糖是大脑的重要供能物质，低血糖时，脑内去氨活动停滞，氨的毒性增加。

（四）维持体液平衡

正确记录出入液量，肝性脑病多有水钠潴留倾向，水不宜摄入过多，一般为尿量加 1 000 mL/d，对疑有脑水肿的患者尤应限制；显著腹腔积液者钠盐应限制在 250 mg/d。除肾功能有障碍者，钾应补足。按需要测定血钠、钾、氯化物、血氨、尿素等。有肝性脑病倾向的患者应避免快速和大量利尿及放腹腔积液。

（五）用药护理

（1）降氨药物：常用的有谷氨酸钠、谷氨酸钾、精氨酸。①谷氨酸钠：严重水肿、腹腔积液、心力衰竭、脑水肿时慎用谷氨酸钠。使用这些药物时，滴速不宜过快，否则可出现流涎、呕吐、面色潮红等反应。②谷氨酸钾：一般根据患者血钠、血钾情况混合使用。患者有肝肾综合征、尿少、尿闭时慎用谷氨酸钾，以防血钾过高。③精氨酸：常用于血 pH 偏高患者的降氨治疗，精氨酸系酸性溶液，含氯离子，不宜与碱性溶液配伍。

（2）乳果糖：降低肠腔 pH，减少氨的形成和吸收。①适应证：对有肾功能损害或耳聋、忌用新霉素的患者，或需长期治疗者，乳果糖常为首选药物。②不良反应：乳果糖有轻泻作用，多从小剂量开始服用，需观察服药后的排便次数，以每日排便 2～3 次、粪 pH5.0～6.0 为宜。该药在肠内产气较多，易出现腹胀、腹痛、恶心、呕吐，也可引起电解质紊乱。

（3）必需氨基酸：静脉注射支链氨基酸可以补充能量，降低血氨。静脉注射精氨酸时速度不宜过快，以免引起流涎、面色潮红与呕吐等。

（4）新霉素：少数可出现听力和肾脏损害，故服用新霉素不宜超过 6 个月，做好听力和肾功能监测。

（5）大量输注葡萄糖的过程中，必须警惕低血钾、心力衰竭和脑水肿。

九、健康指导

本病的发生有明显诱因且易去除，肝功能恢复较好，门体分流性肝性脑病者预后较好；腹腔积液、黄疸明显，有出血倾向者预后较差。

（1）告诫患者及家属保持合理的饮食，保持大便通畅，不滥用损伤肝脏的药物，积极防治各种感染，戒烟戒酒等，是减少和防止肝性脑病发生的重要措施。

（2）既要使患者认识本病的严重性，以引起患者重视，又要让患者对通过自我保健可使疾病不致恶化树立起信心，自觉地进行自我保健。

（3）要求患者必须严格遵医嘱用药，不可擅自停用和改换其他药物，也不能随意增减药物用量；患者应定期门诊复查。

第十五章
人工肝支持系统治疗重型肝炎患者时的护理

重型肝炎预后差，病死率高达 $70\% \sim 80\%$，应用人工肝支持系统将患者体内的胆红素、内毒素等毒性物质吸附或清除，同时补充进大量新鲜血浆，暂时替代部分肝脏功能，给肝细胞再生和修复创造一个良好环境。其优点在于：①通过人工肝支持，为肝细胞再生创造环境和时间。②有较好成本－效果比，可大大减轻患者经济负担。③安全、有效，可及时减轻患者的痛苦。

一、治疗前护理

（一）加强心理护理

人工肝治疗仍属新开展的治疗方法，而且所需费用较贵。重型肝炎患者大多病程长，病情反复，病情重，对新的治疗方案容易存在紧张、恐惧、缺乏信心的心理。应给予精神安慰，治疗前对患者与家属做好耐心细致的解释工作，告诉他们人工肝治疗的基本原理和必要性，以及可能出现的不良反应，解释治疗是在严格的监测系统下进行的，安全性大，以消除患者的思想顾虑，取得患者的合作。在治疗中与治疗后加强与患者的沟通交流，关心、体贴、安慰患者，耐心倾听患者的主诉，了解患者的需求，及时进行心理疏导，有助于消除其紧张情绪，增强患者对治疗的信心。

（二）血管的准备

人工肝治疗必须依靠有效而稳定的体外循环血量。治疗前注意保护血管，避免在肘静脉处输液、抽血。仔细查看外周血管的情况，注意局部有无瘀血、渗出、血肿及管壁的弹性，判断穿刺难度及可能的血流量。

（三）穿刺针及穿刺部位的选择

对于外周血管条件比较好的患者，可采用内瘘针选择双侧肘静脉进行穿刺建立体外循环。此方法操作简单、方便，患者易于接受。但动脉端针头不易固定，易脱出，需要及时调整针头位置，且不能满足较大的血流量。因此，现多采用内瘘针穿刺肘静脉作为静脉端，股静脉留置针穿刺股静脉作为动脉端。留置在股静脉的软管易固定，能确保充足的血流量，对下肢的活动不需严格限制，治疗结束后无须保留，并且操作较容易，费用较低。

对于不宜穿刺外周血管的患者和年龄小的患儿，可选择双侧股静脉留置针建立血管通路，但作为静脉端的留置针穿刺点不宜过高，回血要充分，必须确保软管完全留置在血管内。股静脉插管因费用高、易感染、留置期间限制肢体活动等缺点，一般仅用于肝性脑病躁动不安的患者。

二、治疗中护理要点

（一）严密观察，及时对症处理

严密监测神志、血压、心率、面色、肢端温度，以防止低血压休克。观察穿刺部位有无渗血、血肿，血流量是否充足，管路有无扭曲、受压等，并做好相应处理。了解患者心理状态，并与患者交流，分散其注意力。

（二）过敏反应防治措施

由于人工肝支持系统治疗患者每次置换血浆量在 3000 mL 左右，输入大量血浆易致过敏反应，表现为皮肤瘙痒、全身荨麻疹、畏寒、寒战等，甚至出现过敏性休克。为了预防过敏反应，于治疗开始前给予苯海拉明 20 mg 肌内注射，治疗过程中每输入新鲜血浆 500 mL，静脉交替给予地塞米松 5mg、10% 葡萄糖酸钙 10 mL，可有效地降低过敏反应的发生率。

（三）跨膜压过高的处理

跨膜压是促使血液中红细胞与血浆分离的压力，一般设置≤50mmHg，不超过100mmHg。如跨膜压过高，易使红细胞破裂溶血。治疗过程中应密切观察血浆分离器的中空纤维是否变红，如果变红说明有溶血，应停止治疗。跨膜压超过50mmHg时，应增大肝素泵速度或减慢血液泵流速，用肝素稀释的生理盐水冲洗，以降低跨膜压。

（四）严格无菌操作，防止交叉感染

接受人工肝治疗的患者抵抗力低下，加上术中插管以及置换大量血浆和血浆代用品，易合并感染，应对患者进行保护性隔离。治疗室每天用含氯液拖地一次，抹桌椅一次，治疗前后紫外线消毒各1小时，每月进行空气培养。室内一切物品随时消毒。严格执行无菌操作，进入治疗室必须戴帽子、口罩，穿隔离衣，换鞋，禁止陪同人员探视。治疗时所有操作都必须严格执行无菌技术操作原则，遵守操作规程。

工作人员应注意自身保护，接触患者血液、体液时应戴手套。血浆分离器及血液回路、穿刺针等均一次性使用，患者置换后的滤出液应消毒后废弃，污染物品随时消毒，防止院内交叉感染。

（五）及时准确完成有关记录

人工肝治疗时间长（3～5小时），且患者病情危重，随时可发生病情变化，因此需准确及时记录患者生命体征、治疗用药、血浆交换量、血流速度、分离血浆速度、动静脉压、跨膜压等参考数值，以利于医师准确判断病情。

（六）治疗中的用药

重型肝炎患者凝血机制障碍，对于肝素的用量应慎重，要根据凝血酶原时间值及时准确追加肝素。在血浆置换治疗中应及时静脉注射10％葡萄糖酸钙以防低钙血症的发生。如出现口周发麻，手、脚、腹部、面部皮肤麻木，有紧绷感，则为低钙血症表现。静脉注射10％葡萄糖酸钙时应缓慢，高浓度、大剂量葡萄糖酸钙快速进入患者体内，易引起患者全身躁热、面部潮红、心率加

快等。

三、治疗后的护理

(一) 穿刺部位的护理

各班护士应认真交接班，观察穿刺部位有无血肿，敷料有无渗血、渗液。如果渗出液为鲜红色，量多，应考虑为出血，要及时通知医生，并加压包扎穿刺部位，严密观察出血情况。在无渗出、血肿的情况下，嘱患者 5 小时内穿刺侧肢体不屈曲、用力。

(二) 留置管的护理

在股静脉留置单针双腔导管，注意保持管腔的通畅，保持穿刺部位的清洁、干燥，防止堵塞和感染。治疗结束时用 1g/L 的肝素液加庆大霉素 8 万 U 封管，隔日清洁消毒穿刺部位，更换无菌敷料，如有污染随时换药。嘱咐患者大小便尽量在床上进行，避免污染局部，减少活动量，避免用力排便，防止管道扭曲、脱落。做好交接班工作，加强观察。

(三) 正确饮食指导

人工肝治疗后患者血清胆红素、内毒素等有害物质降低，全身中毒症状得到改善，食欲可有不同程度的增加。但此时患者肝脏功能及胃肠道充血未完全恢复，如突然进食量过多，食入过多的蛋白可引起血氨增高，诱发肝性脑病和消化道出血。此时，应反复告知患者及其家属在治疗后 24～72 小时要控制饮食量，少量多餐，以清淡流食为主，严格限制蛋白摄入量。

第十六章

胰腺炎

一、急性胰腺炎

急性胰腺炎是常见的急腹症之一，为胰酶对胰脏本身自身消化所引起的化学性炎症。胰腺病变轻重不等，轻者以水肿为主，临床经过属自限性，一次发作数日后即可完全恢复，少数呈复发性急性胰腺炎；重者胰腺出血坏死，易并发休克、胰假性囊肿和脓肿等，死亡率高达 25%～40%。

关于急性胰腺炎的发生率，目前尚无精确统计。国内报告急性胰腺炎患者约占住院患者的0.32%～2.04%。本病患者一般女多于男，患者的平均年龄50～60岁。职业以工人多见。

（一）病因及发病机制

胰腺是一个其有内、外分泌功能的实质性器官，胰腺的腺泡分泌胰液（外分泌），对食物的消化起重要作用；而散在地分布在胰腺内的胰岛，其功能细胞主要分泌胰岛素和胰高糖素（内分泌）。正常情况下，当胰液中无活力的胰蛋白酶原等进入十二指肠时，在碱性环境中被胆汁和十二指肠液中的肠激酶激活，成为具有消化能力的胰蛋白酶。在胆总管、胰管、壶腹部炎症、梗阻等病理情况下，多种胰酶在胰腺内被激活，并大量溢出管壁及腺泡壁外，导致胰腺自身消化，引起水肿、出血、坏死等，而产生急性胰腺炎。

引起急性胰腺炎的病因甚多。常见病因为胆管疾病、酗酒。急性胰腺炎的各种致病相关因素（表16-1）。

表 16-1　　急性胰腺炎致病相关因素

梗阻因素	①胆管结石。②乏特氏壶腹或胰腺肿瘤。③寄生虫或肿瘤使乳头阻塞。④胰腺分离现象并伴副胰管梗阻。⑤胆总管囊肿。⑥壶腹周围的十二指肠憩室。⑦奥狄氏括约肌压力增高。⑧十二指肠袢梗阻
毒素因素	①乙醇。②甲醇。③蝎毒。④有机磷杀虫剂
药物因素	①肯定有关（有重要试验报告）硫唑嘌呤/6-巯基嘌呤、丙戊酸、雌激素、四环素、灭滴灵、呋喃妥因、速尿、磺胺、甲基多巴、阿糖胞苷、甲氰咪呱。②不一定有关（无重要试验报告）噻嗪利尿剂、利尿酸、降糖灵、普鲁卡因酰胺、氯噻酮、L-门冬酰胺酶、醋氨酚
代谢因素	①高甘油三脂血症。②高钙血症
外伤因素	①创伤-腹部钝性伤。②医源性——手术后、内镜下括约肌切开术、奥狄氏括约肌测压术
先天性因素	
感染因素	①寄生虫——蛔虫、华支睾吸虫。②病毒——流行性腮腺炎、甲型肝炎、乙型肝炎、柯萨奇 B 病毒、EB 病毒。③细菌——支原体、空肠弯曲菌
血管因素	①局部缺血——低灌性（如心脏手术）。②动脉粥样硬化性栓子。③血管炎——系统性红斑狼疮、结节性多发性动脉炎、恶性高血压
其他因素	①穿透性消化性溃疡。②十二指肠克隆病。③妊娠有关因素。④儿科有关因素 Reye's 综合征、囊性纤维化特发性

1. 梗阻因素

胆石症常是老年人急性胰腺炎首次发作的原因，老年女性特别常见。一般认为是在胆石一过性阻塞胰管开口处或紧邻此开口处的总胆管时发生。如在胆石性胰腺炎发作后立即仔细收集和检查粪便，常常可以找到胆结石。胆石症引起胰腺炎的机制尚不清楚。可能是乏特氏壶腹被胆石阻塞，引起胆汁反流入胰管，损伤胰腺实质。也有认为是胰管一过性梗阻而无胆汁反流。

有人认为副乳头的先天畸形和狭窄必然引起胰腺炎。奥狄氏括约肌压力增高是急性胰腺炎反复发作的原因之一，据此内镜下括约肌切开术治疗已获得良好效果。胰小管或壶腹周围的小肿瘤也能引起胰腺炎。

2. 毒素和药物因素

乙醇、甲醇、蝎毒和有机磷杀虫剂等均可引起急性胰腺炎。

药物诱发的胰腺炎通常与对药物的超敏有关而与剂量无关。其特点是在接触药物的第一个月内发生，通常病情轻且有自限性。与成人胰腺炎发病有关的药物最常见的是硫唑嘌呤及其类似物6-疏基嘌呤。应用这类药物的个体中有 $3\% \sim 5\%$ 发生胰腺炎，引起儿童胰腺炎最常见的药物是丙戊酸。

3. 代谢因素

甘油三酯水平超过 11.3 mmol/L 时，易发中至重度的急性胰腺炎。如其水平降至5.65 mmol/L 以下，反复发作次数可明显减少。各种原因引起的高钙血症亦易发生急性胰腺炎。

4. 外伤因素

胰腺的创伤或手术都可引起胰腺炎。内窥镜逆行胰胆管造影所致创伤也可引起胰腺炎，发生率为 $1\% \sim 5\%$。

5. 先天性因素

胰腺炎的易感性呈常染色体显性遗性。临床特点是儿童或青年期起病，逐渐演变成慢性胰腺炎和胰功能不全。胰腺结石可显著。少数家族还合并有氨基酸尿症。

6. 感染因素

血管功能不全（低容量灌注，动脉粥样硬化）和血管炎可能因减少胰腺血流而引起或加重胰腺炎。

（二）临床表现

急性胰腺炎的临床表现和病程，取决于其病因、病理类型和治疗是否及时。水肿型胰腺炎一般3～5天内症状即可消失，但常有反复发作。如症状持续一周以上，应警惕已演变为出血坏死型胰腺炎。出血坏死型胰腺炎亦可在一开始时即发生，呈暴发性经过。

1. 腹痛

腹痛为本病最主要表现，约见于95％急性胰腺炎病例，多数突然发作，常在饱餐和饮酒后发生。轻重不一，轻者上腹钝痛，患者常能忍受，重者呈腹绞痛、钻痛或刀割痛。疼痛常呈持续性伴阵发性加剧。疼痛的部位可因病变的部位不同而异，通常在上中腹部。如炎症以胰头部为主，疼痛常在右上腹及中上腹部；如炎症以胰体、尾部为主，常为中上腹及左上腹疼痛，并向腰背放射。疼痛在弯腰或起坐前倾时可减轻。病情轻者腹痛3～5天缓解；出血坏死型的病情发展较快，腹痛延续较长。由于渗出液扩散至腹腔，腹痛可弥漫至全腹。极少数患者尤其年老体弱者可无腹痛或极轻微痛。

腹肌常紧张，并可有反跳痛。但不象消化道穿孔时表现的肌强硬，如检查者将手紧贴于患者腹部，仍可能按压下去。有时按压腹部反可使腹痛减轻。腹痛发生的原因是胰管扩张；胰腺炎症、水肿；渗出物、出血或胰酶消化产物进入后腹膜腔，刺激腹腔神经丛；化学性腹膜炎；胆管和十二指肠痉挛及梗阻。

2. 恶心、呕吐

84%的患者有频繁恶心和呕吐，常在进食后发生。呕吐物多为胃内容物，重者含胆汁甚至血样物。呕吐是机体对腹痛或胰腺炎症刺激的一种防御性反射。呕吐后，进入十二指肠的胃酸减少，从而减少胰泌素及缩胆素的释放，减少了胰液胰酶的分泌。

3. 发热

大多数患者有中度以上发热，少数可超过39.0℃，一般持续3～5天。发热系胰腺炎症或坏死产物进入血循环，作用于中枢神经系统体温调节中枢所致。多数发热患者中找不到感染的证据，但如果高热不退强烈提示合并感染或并发胰腺脓肿。

4. 黄疸

黄疸可于发病后1～2天出现，常为暂时性阻塞性黄疸。黄疸的发生主要由于肿大的胰头部压迫了胆总管所致。合并存在的胆管病变如胆石症和胆管炎症亦是黄疸的常见原因。少数患者后期可因并发肝损害而引起肝细胞性黄疸。

5. 低血压及休克

出血坏死型胰腺炎常发生低血压和休克。患者烦躁不安，皮肤苍白、湿冷、呈花斑状，脉细弱，血压下降，少数可在发病后短期内猝死。发生休克的机制主要有：

（1）胰舒血管素原释放，被胰蛋白酶激活后致血浆中缓激肽生成增多。缓激肽可引起血管扩张，毛细血管通透性增加，使血压下降。

（2）血液和血浆渗出到腹腔或后腹膜腔，引起血容量不足，这种体液丧失量可达血容量的 30％。

（3）腹膜炎时大量体液流入腹腔或积聚于麻痹的肠腔内。

（4）呕吐丢失体液和电解质。

（5）坏死的胰腺释放心肌抑制因子使心肌收缩不良。

（6）少数患者并发肺栓塞、胃肠道出血。

6. 肠麻痹

肠麻痹是重型或出血坏死型胰腺炎的主要表现。初期，邻近胰腺的上腹部可见扩张的充气肠袢，后期则整个肠道均发生肠麻痹性梗阻。临床上以高度腹胀、肠鸣音消失为主要表现。肠麻痹可能是肠管对腹膜炎的一种反应。另外，炎症的直接作用，血管和循环的异常、低钠和低钾血症，肠壁神经丛的损害也是肠麻痹发生的重要促发因素。

7. 腹腔积液

胰腺炎时常有少量腹腔积液，由胰腺和腹膜在炎症过程中液体渗出或漏出所致。淋巴管受阻塞或不畅可能也起作用。偶尔出现大量的顽固性腹腔积液，多由于假性囊肿中液体外漏引起。胰性腹腔积液中淀粉酶含量甚高，以此可以与其他原因的腹腔积液区别。

8. 胸膜炎

常见于严重病例，系腹腔内炎性渗出透过横膈微孔进入胸腔所引起的炎性反应。

9. 电解质紊乱

胰腺炎时，机体处于代谢紊乱状态，可以发生电解质平衡失调，血清钠、镁、钾常降低。特别是血钙降低，约见于 25% 的病例，常低于 2.25 mmol/L（9 mg/dL），如低于 1.75 mmol/L（7 mg/dL）提示预后不良。血钙下降的原因是大量钙沉积于脂肪坏死区，同时胰高糖素分泌增加刺激，降钙素分泌，抑制了肾小管对钙的重吸收。

10. 皮下瘀血斑

出血坏死型胰腺炎，因血性渗出物透过腹膜后渗入皮下，可在肋腹部形成蓝绿-棕色血斑，称为 Grey-Turner 征；如在脐周围出现蓝色斑，称为 Cullen 征。此两种征象无早期诊断价值，但有确诊意义。

（三）并发症

急性水肿型胰腺炎很少有并发症发生，而急性出血坏死型则常出现多种并发症。

1. 局部并发症

（1）胰脓肿形成：出血坏死型胰腺炎起病 2～3 周以后，如继发细菌感染，于胰腺内及其周围可有脓肿形成。检查局部有包块，全身感染中毒症状。

（2）胰假性囊肿：系由胰液和坏死组织在胰腺本身或其周围被包裹而成。常发生于出血坏死型胰腺炎起病后 3～4 周，多位于胰体尾部。囊肿可累及邻近组织，引起相应的压迫症状，如黄疸、门脉高压、肠梗阻、肾盂积水等。囊肿穿破可造成胰源性腹腔积液。

（3）胰性腹膜炎：含有活性胰酶的渗出物进入腹腔，可引起化学性腹膜炎。腹腔内出现渗出性腹腔积液。如继发感染，则可引起细菌性腹膜炎。

（4）其他：胰局部炎症和纤维素性渗出可累及周围脏器，引起脾周围炎、脾梗阻、脾粘连、结肠粘连（常见为脾曲综合征）、小肠坏死出血及肾周围炎。

2. 全身并发症

（1）败血症：常见于胰腺炎并发胰腺脓肿时，死亡率甚高。

病原体大多数为革兰阴性杆菌，如大肠杆菌、产碱杆菌、产气杆菌、铜绿假单胞菌等。患者表现为持续高热，白细胞升高，以及明显的全身毒性症状。

（2）呼吸功能不全：因腹胀、腹痛，患者的膈运动受限，加之磷脂酶 A 和在该酶作用下生成的溶血卵磷脂对肺泡的损害，可发生肺炎、肺瘀血、肺水肿、肺不张和肺梗死，患者出现呼吸困难，血氧饱和度降低，严重者发生急性呼吸窘迫综合征。

（3）心律失常和心功能不全：因有效血容量减少和心肌抑制因子的释放，导致心肌缺血和损害，临床上表现为心律失常和急性心衰。

（4）急性肾衰：出血坏死型胰腺炎晚期，可因休克、严重感染、电解质紊乱和播散性血管内凝血而发生急性肾衰。

（5）胰性脑病：出血坏死型胰腺炎时，大量活性蛋白水解酶、磷脂酶 A 进入脑内，损伤脑组织和血管，引起中枢神经系统损害综合征，称为胰性脑病。偶可引起脱髓鞘病变。患者可出现谵妄、意识模糊、昏迷、烦躁不安、抑郁、恐惧、妄想、幻觉、语言障碍、共济失调、震颤、反射亢进或消失及偏瘫等。脑电图可见异常。某些患者昏迷系并发糖尿病所致。

（6）消化道出血：可为上消化道或下消化道出血。上消化道出血主要为胃黏膜炎性糜烂或应激性溃疡，或因脾静脉阻塞引起食道静脉破裂。下消化道出血则由于结肠本身或结肠血管受累所致。近年来发现胰腺炎时可发生胃肠型微动脉瘤，瘤破裂后可引起大出血。

（7）糖尿病：约于 5％～35％的患者在病程中出现糖尿病，常见于暴发性坏死型胰腺炎患者，系由 B 细胞遭到破坏，胰岛素分泌下降；A 细胞受刺激，胰高糖素分泌增加所致。严重病例可发生糖尿病酮症酸中毒和糖尿病昏迷。

（8）慢性胰腺炎：重症胰腺炎病例可因胰腺泡大量破坏而并发胰外分泌功能不全，演变成慢性胰腺炎。

（9）猝死：见于极少数病例，由胰腺-心脏性反应所致。

（四）检查

实验室检查对胰腺炎的诊断具有决定性意义，一般对水肿型胰腺炎，检测血清淀粉酶和尿淀粉酶已足够，对出血坏死型胰腺炎，则需检查更多项目。

1. 淀粉酶测定

血清淀粉酶常于起病后 2～6 小时开始上升，12～24 小时达高峰。一般大于 500 U。轻者24～72 小时即可恢复正常，最迟不超过 3～5 天。如血清淀粉酶持续增高达 1 周以上，常提示有胰管阻塞或假性囊肿等并发症。病情严重度与淀粉酶升高程度之间并不一致，出血坏死型胰腺炎，因胰腺泡广泛破坏，血清淀粉酶值可正常甚至低于正常。若无肾功能不良，则尿淀粉酶常明显增高，一般在血清淀粉酶增高后2 小时开始增高，维持时间较长，在血清淀粉酶恢复正常后仍可增高。尿淀粉酶下降缓慢，为时可达 1～2 周，故适用于起病后较晚入院的患者。

胰淀粉酶分子量约 55 000 D，易通过肾小球。急性胰腺炎时胰腺释放胰舒血管素，体内产生大量激肽类物质，引起肾小球通透性增加，肾脏对胰淀粉酶清除率增加，而对肌酐清除率无改变。故淀粉酶，肌酐清除率比率测定可提高急性胰腺炎的诊断特异性。正常人 cam/ccr 为 1.5%～5.5%。平均为3.1±1.1%，急性胰腺炎为 9.8±1.1%，胆总管结石时为 3.2±0.3%。cam/ccr＞5.5% 即可诊断急性胰腺炎。

2. 血清胰蛋白酶测定

应用放射免疫法测定，正常人及非胰病患者平均为 400 ng/mL。急性胰腺炎时增高 10～40 倍。因胰蛋白酶仅来自胰腺，故具特异性。

3. 血清脂肪酶测定

血清脂肪酶正常范围为 0.2～1.5 U。急性胰腺炎时脂肪酶血中活性升高，常人于 1.7 U。该酶在病程中升高较晚，且持续时间较长，达 7～10 天。在淀粉酶恢复正常时，脂肪酶仍升高，故对起病后就诊较晚的急性胰腺炎病例有诊断价值。特别有助于与腮腺炎加以鉴别，后者无脂肪酶升高。

4. 血清正铁清蛋白（MHA）测定

腹腔内出血后，红细胞破坏释放的血红蛋白经脂肪酸和弹性蛋门酶作用，转变为正铁血红蛋白。正铁血红蛋白与清蛋白结合形成 MHA。出血坏死型胰腺炎起病 12 小时后血中 MHA 即出现，而水肿型胰腺炎呈阴性，故可作该两型胰腺炎的鉴别。

5. 血清电解质测定

急性胰腺炎时血钙通常不低于 2.12 mmol/L。血钙＜1.75 mmol/L。仅见于重症胰腺炎患者。低钙血症可持续至临床恢复后 4 周。如胰腺炎由高钙血症引起，则出现血钙升高。对任何胰腺炎发作期血钙正常的患者，在恢复期均应检查有无高钙血症存在。

6. 其他

测定 α_2 巨球蛋白、α_1 抗胰蛋白酶、磷脂酶 A_2、C-反应蛋白、胰蛋白酶原激活肽及粒细胞弹性蛋白酶等均有助于鉴别轻、重型急性胰腺炎，并能帮助病情判断。

（五）护理

1. 休息

发作期绝对卧床休息，或取屈膝侧卧位等舒适体位，避免衣服过紧、剧痛而辗转不安要防止坠床，保证睡眠，保持安静。

2. 输液

急性出血坏死型胰腺炎的抗休克和纠正酸碱平衡紊乱自入院始贯穿于整个病程中，护理上需经常、准确记录 24 小时出入量，依据病情灵活调节补液速度，保证液体在规定的时间内输完，每日尿量应＞500 mL。必要时建立两条静脉通道。

3. 饮食

饮食治疗是综合治疗中的重要环节。近来临床中发现，少数胰腺炎患者往往在有效的治疗后，因饮食不当而加重病情，甚至危及生命。采用分期饮食新法则取得较满意效果。胰腺炎的分期饮食分为禁食、胰腺炎Ⅰ号、胰腺炎Ⅱ号、胰腺炎Ⅲ号、低脂饮食五期。

（1）禁食：绝对禁食可使胰腺安静休息，胰腺分泌减少至最低限度。患者需限制饮水，口渴者可含漱或湿润口唇。此期患者需静脉补充足够液体及电解质。禁食适用于胰腺炎的急性期，一般患者2～3天，重症患者5～7天。

（2）胰腺炎Ⅰ号饮食：该饮食内不含脂肪和蛋白质。主要食物有米汤、果子水、藕粉、每日6餐，每次约100 mL，每日热量约为1.4 kJ（334卡），用于病情好转初期的试餐阶段。此期仍需给患者补充足够液体及电解质。Ⅰ号饮食适用于急性胰腺炎患者的康复初期，一般在病后5～7天。

（3）胰腺炎Ⅱ号饮食：该饮食内含少量蛋白质，但不含脂肪。主要食物有小豆汤、果子水、藕粉、龙须面和少量鸡蛋清，每日6餐，每次约200 mL，每日热量约为1.84 kJ。此期可给患者补充少量液体及电解质。Ⅱ号饮食适用于急性胰腺炎患者的康复中期（病后8～10天）及慢性胰腺炎患者。

（4）胰腺炎Ⅲ号饮食：该饮食内含有蛋白质和极少量脂类。主要食物有米粥、小豆汤、龙须面、菜末、鸡蛋清和豆油（5～10克/天），每日5餐，每次约400 mL，总热量约为4.5 kJ。Ⅲ号饮食适用于急、慢性胰腺炎患者康复后期，一般在病后15天左右。

（5）低脂饮食：该饮食内含有蛋白质和少量脂肪（约30 g），每日4～5餐，用于基本痊愈患者。

4. 营养

急性胰腺炎时，机体处于高分解代谢状态，代谢率可高于正常水平的20%～25%，同时由于感染使大量血浆渗出。因此如无合理的营养支持，必将使患者的营养状况进一步恶化，降低机体抵抗力、延缓康复。

（1）全胃肠外营养（TPN）支持的护理：急性胰腺炎特别是急性出血坏死型胰腺炎患者的营养任务主要由TPN来承担。TPN具有使消化道休息、减少胰腺分泌、减轻疼痛、补充体内营养不良、刺激免疫机制、促进胰外漏自发愈合等优点。近来更有代谢调理学说认为通过营养支持供给机体所需的能源和氮源，同时使用药物或生物制剂调理体内代谢反应，可降低分解代谢，共同达到减少机体蛋白质的分解，保存器官结构和功能的目的。应用 TPN 时需严密监护，最初数日每 6 小时检查血糖、尿糖，每 1～2 天检测血钾、钠、氯、钙、磷；定期检测肝、肾功能；准确记录 24 小时出入量；经常巡视，保持输液速度恒定，不突然更换无糖溶液；每日或隔日检查导管、消毒插管处皮肤，更换无菌敷料，防止发生感染。一旦发生感染要立即拔管，尖端部分常规送细菌培养。TPN 支持一般经过 2 周左右的时间，逐渐过渡到肠道营养（EN）支持。

（2）EN 支持的护理：EN 即从空肠造口管中滴入要素饮食、混合奶、鱼汤、菜汤、果汁等多种营养。EN 护理上要求：①应用不能过早，一定待胃肠功能恢复、肛门排气后使用。②EN 开始前 3 天，每 6 小时监测尿糖 1 次，每日监测血糖、电解质、酸碱度、血红蛋白、肝功能，病情稳定后改为每周 2 次。③营养液浓度从 5％开始渐增加到 25％，多以 20％以下的浓度为宜。现配现用，4 ℃下保存。④营养液滴速由慢到快，从 40 mL/h（15～20 滴/分钟）逐渐增加到 100～120 mL/h。由于小肠有规律性蠕动，当蠕动波近造瘘管时可使局部压力增高，甚至发生滴入液体逆流，因此在滴入过程中要随时调节滴速。⑤滴入空肠的溶液温度要恒定在 40 ℃左右，因肠管对温度非常敏感，故需将滴入管用温水槽或热水袋加温，如果应用不当很容易发生腹胀、恶心、呕吐、腹痛、腹泻等症状。⑥灌注时取半卧位，滴注时床头升高 45°，注意电解质补充，不足的部分可用温盐水代替。

（3）口服饮食的护理：经过 3～4 周的 EN 支持，此时患者进入恢复阶段，食欲增加，护理上要指导患者订好食谱，少吃多餐，食物要多样化，告诫患者切不可暴饮暴食增加胰腺负担，防止再次诱发急性胰腺炎。

5. 胃肠减压

抽吸胃内容和胃内气体可减少胰腺分泌，防止呕吐。虽本疗法对轻-中度急性胰腺炎无明显疗效，但对并发麻痹性肠梗阻的严重病例，胃肠减压是不可缺少的治疗措施。减压同时可向胃管内间歇注入氢氧化铝凝胶等碱性药物中和胃酸，间接抑制胰腺分泌。腹痛基本缓解后即可停止胃肠减压。

6. 药物治疗的护理

（1）镇痛解痉：予阿托品、654-2、普鲁苯辛、可待因、水杨酸、异丙嗪、杜冷丁等及时对症处理减轻患者痛苦。据报道静脉滴注硫酸镁有一定镇痛效果。禁单用吗啡止痛，因其可引起奥狄括约肌痉挛加重疼痛。抗胆碱能药亦不宜长期使用。

（2）预防感染：轻症急性水肿型胰腺炎通常无须使用抗生素。出血坏死型易并发感染，应使用足量有效抗生素。处理时应按医嘱正确使用抗生素，合理安排输注顺序，保证体内有效浓度，保持患者体表清洁，尤其应注意口腔及会阴部清洁，出汗多时应尽快擦干并及时更换衣、裤等。

（3）抑制胰腺分泌：抗胆碱能药物、制酸剂、H_2 受体拮抗剂、胰岛素与胰高糖素联合应用、生长抑素、降钙素、缩胆囊素受体拮抗剂（丙谷胺）等均有抑制胰腺分泌作用。使用时注意抗胆碱能药不能用于有肠麻痹者及老年人，H_2 受体拮抗剂可有皮肤过敏。

（4）抗胰酶药物：早期应用抗胰酶药物可防止向重型转化和缩短病程。常用药有 FOY（Gabexate Meslate）、Micaclid、胞二磷胆碱、6-氨基己酸等。使用前二者时应控制速度，药液不可溢出血管外，注意测血压，观察有无皮疹发生。对有精神障碍者慎用胞二磷胆碱。

（5）胰酶替代治疗：慢性胰功能不全者需长期用胰浸膏。每餐前服用效佳。注意观察少数患者可出现过敏和叶酸水平下降。

7. 心理护理

对急性发作患者应予以充分的安慰，帮助患者减轻或去除疼痛加重的因素。由于疼痛持续时间长，患者常有不安和郁闷而主诉增多，护理时应以耐心的态度对待患者的痛苦和不安情绪，耐心听取其诉说，尽量理解其心理状态。采用松弛疗法，皮肤刺激疗法等方法减轻疼痛。对禁食等各项治疗处理方法及重要意义向患者充分解释，关心、支持和照顾患者，使其情绪稳定、配合治疗，促进病情好转。

二、慢性胰腺炎

慢性胰腺炎是一种伴有胰实质进行性毁损的慢性炎症，我国以胆石症为常见原因，国外则以慢性酒精中毒为主要病因。慢性胰腺炎可伴急性发作，称为慢性复发性胰腺炎。由于本病临床表现缺乏特异性，可为腹痛、腹泻、消瘦、黄疸、腹部肿块、糖尿病等，易被误诊为消化性溃疡、慢性胃炎、胆管疾病、肠炎、消化不良、胃肠神经官能症等。本病虽发病率不高，但近年来有逐步增高的趋势。

（一）病因

慢性胰腺炎的发病因素与急性胰腺炎相似，主要有胆管系统疾病、酒精、腹部外伤、代谢和内分泌障碍、营养不良、高钙血症、高脂血症、血管病变、血色病、先天性遗传性疾病、肝脏疾病及免疫功能异常等。

（二）临床表现

慢性胰腺炎的症状繁多且无特异性。典型病例可出现五联症，即上腹疼痛、胰腺钙化、胰腺假性囊肿、糖尿病及脂肪泻。但是同时具备上述五联症的患者较少，临床上常以某一或某些症状为主要特征。

1. 腹痛

腹痛为最常见症状，见于 60％～100％ 的病例，疼痛常剧烈，并持续较长时间。一般呈钻痛或钝痛，绞痛少见。多局限于上腹部，放射至季肋下，半数以上病例放射至背部。疼痛发作的频度和持续时间不一，一般随着病变的进展，疼痛期逐渐延长，间歇期逐渐变短，最后整天腹痛。在无痛期，常有轻度上腹部持续隐痛或不适。痛时患者取坐位，膝屈曲，压迫腹部可使疼痛部分缓解，躺下或进食则加重（这种体位称为胰体位）。

2. 体重减轻

体重减轻是慢性胰腺炎常见的表现，约见于 3/4 以上病例。主要由于患者担心进食后疼痛而减少进食所致。少数患者因胰功能不全、消化吸收不良或糖尿病而有严重消瘦，经过补充营养及助消化剂后，体重减轻往往可暂时好转。

3. 食欲减退

常有食欲欠佳，特别是厌油类或肉食。有时食后腹胀、恶心和呕吐。

4. 吸收不良

吸收不良表现疾病后期，胰脏丧失 90% 以上的分泌能力，可引起脂肪泻。患者有腹泻、大便量多、带油滴、恶臭。由于脂肪吸收不良，临床上也可出现脂溶性维生素缺乏症状。碳水化合物的消化吸收一般不受影响。

5. 黄疸

少数病例可出现明显黄疸（血清胆红素高达 20 mg/dL），由胰腺纤维化压迫胆总管所致，但更常见假性囊肿或肿瘤的压迫所致。

6. 糖尿病症状

约 2/3 的慢性胰腺炎病例有葡萄糖耐量减低，半数有显性糖尿病，常出现于反复发作腹痛持续几年以后。当糖尿病出现时，一般均有某种程度的吸收不良存在。糖尿病症状一般较轻，易用胰岛素控制。偶可发生低血糖、糖尿病酸中毒、微血管病变和肾病变。

7. 其他

少数病例腹部可扪及包块，易误诊为胰腺肿瘤。个别患者呈抑郁状态或有幻觉、定向力障碍等。

（三）并发症

慢性胰腺炎的并发症甚多，一些与胰腺炎有直接关系，另一些则可能是病因（如酒精）作用的后果。

1. 假性囊肿

见于 9%～48%的慢性胰腺炎患者。多数为单个囊肿。囊肿大小不一，表现多样。假性囊肿内胰液泄漏至腹腔，可引起胰性无痛性腹腔积液，呈隐匿起病，腹腔积液量甚大，内含高活性淀粉酶。

巨大假性囊肿，压迫胃肠道，可引起幽门或十二指肠近端狭窄，甚至压迫十二指肠空肠交接处和横结肠，引起不全性或完全性梗阻。假性囊肿破入邻近脏器可引起内瘘。囊肿内胰酶腐蚀囊肿壁内小血管可引起囊肿内出血，如腐蚀邻近大血管，可引起消化道出血或腹腔内出血。

2. 胆管梗阻

8%～55%的慢性胰腺炎患者发生胆总管的胰内段梗阻，临床上有无黄疸不定。有黄疸者中罕有需手术治疗者。

3. 其他

酒精性慢性胰腺炎可合并存在酒精性肝硬化。慢性胰腺炎患者好发口腔、咽、肺、胃和结肠癌肿。

（四）实验室检查

1. 血清和尿淀粉酶测定

慢性胰腺炎急性发作时血尿淀粉酶浓度和 Cam/Ccr 比值可一过性地增高。随着病变的进展和较多的胰实质毁损，在急性炎症发作时可不合并淀粉酶升高。测定血清胰型淀粉酶同工酶（Pam）可作为反映慢性胰腺炎时胰功能不全的试验。

2. 葡萄糖耐量试验

可出现糖尿病曲线。有报告慢性胰腺炎患者中 78.7%试验阳性。

3. 胰腺外分泌功能试验

在慢性胰腺炎时有 80%～90%病例胰外分泌功能异常。

4. 吸收功能试验

最简便的是做粪便脂肪和肌纤维检查。

5. 血清转铁蛋白放射免疫测定

慢性胰腺炎血清转铁蛋白明显增高，特别对酒精性钙化性胰腺炎有特异价值。

（五）护理

1. 体位

协助患者卧床休息，选择舒适的卧位。有腹膜炎者宜取半卧位，利于引流和使炎症局限。

2. 饮食

脂肪对胰腺分泌具有强烈的刺激作用并可使腹痛加剧。因此，一般以适量的优质蛋白、丰富的维生素、低脂无刺激性半流质或软饭为宜，如米粥、藕粉、脱脂奶粉、新鲜蔬菜及水果等。每日脂肪供给量应控制在 20～30 g，避免粗糙、干硬、胀气及刺激性食物或调味品。少食多餐、禁止饮酒。对伴糖尿病患者，应按糖尿病饮食进餐。

3. 疼痛护理

绝对禁酒、避免进食大量肉类饮食、服用大剂量胰酶制剂等均可使胰液与胰酶的分泌减少，缓解疼痛。护理中应注意观察疼痛的性质、部位、程度及持续时间，有无腹膜刺激征。协助取舒适卧位以减轻疼痛。适当应用非麻醉性镇痛剂，如阿司匹林、吲哚美辛、布洛芬、对乙酰氨基酚等非团体抗炎药。对腹痛严重，确实影响生活质量者，可酌情使用麻醉性镇痛剂，但应避免长期使用，以免导致患者对药物产生依赖性。给药20～30分钟后须评估并记录镇痛药物的效果及不良反应。

4. 维持营养需要量

蛋白-热量营养不良在慢性胰腺炎患者是非常普遍的。进餐前30分钟为患者镇痛，以防止餐后腹痛加剧，使患者惧怕进食。进餐时胰酶制剂同食物一起服用，可以保证酶和食物适当混合，取得满意效果。同时，根据医嘱及时给予静脉补液，保证热量供给，维持水、电解质、酸碱平衡。严重的慢性胰腺炎患者和中至重度营养不良者，在准备手术阶段应考虑提供肠外或肠内营养支持。

护理上需加强肠内、外营养液的输注护理，防止并发症。

5. 心理护理

因病程迁延，反复疼痛、腹泻等症状，患者常有消极悲观的情绪反应，对手术及预后的担心常引起焦虑和恐惧。护理上应关心患者，采用同情、安慰、鼓励法与患者沟通，稳定患者情绪，讲解疾病知识，帮助患者树立战胜疾病的信心。

第十七章

胰腺癌

一、概述

（一）病因

胰腺癌的病因至今尚不完全清楚。各方面流行病学调查显示，有些因素与胰腺癌的发病相关，有些存在分歧。

1. 人口因素和地区分布

胰腺癌多见于西方工业化国家。

2. 家族和遗传因素

患以下 6 种遗传性疾病者胰腺癌的发病机会增多：遗传性非息肉症型直肠癌；家族性乳腺癌；Paget 病；共济失调－毛细血管扩张症；家族性非典型多发性痣－黑色素瘤综合征；遗传性胰腺炎。

3. 与其他疾病的关系

慢性胰腺炎、糖尿病、甲状腺肿瘤、其他良性内分泌瘤、囊性纤维变形等可能与胰腺癌的发病相关。

4. 生活与环境因素

无论男女，吸烟者胰腺癌发病率高于不吸烟者 2～16 倍。高能量、高蛋白、高脂肪摄入也可诱发胰腺癌。此外，高碳水化合物、肉类、高胆固醇、亚硝胺和高盐食品均属不利因素。饮食中的纤维素、维生素 C、水果、蔬菜都是预防胰腺癌的有利因素，不进食或少进食保藏食品，进食生、鲜、压力锅或微波炉制备的食品胰腺的起保护都能作用。

（二）病理分型

1. 胰腺癌部位分布

（1）胰头癌：约占胰腺癌之 2/3 以上，常压迫和浸润导致胰管管腔狭窄或闭塞，远端易继发胰腺炎。

（2）胰体、胰尾部：约占胰腺癌之 1/4。胰体、胰尾部肿瘤体积较大，常由于浸润生长而致胰体、尾部周围有严重的癌性腹膜炎。

（3）全胰癌：约占胰腺癌的 1/20。

2. 组织学分类

（1）导管细胞癌：最常见，约占 90%。

（2）胰泡细胞癌。

（3）少见类型胰腺癌：多形性癌、腺鳞癌、黏液癌、大嗜酸性细胞癌以及胰腺囊－实性肿瘤等。

（三）临床表现

1. 腹痛

腹痛是最常见的临床症状，近半数为首发症状。在胰腺癌的整个病程中，几乎所有病例都有不同性质和不同程度的疼痛出现，位置多在上腹伴左腰部放射。

2. 黄疸

梗阻性黄疸是胰腺癌的另一重要症状，是胰头癌的主要症状和体征，由癌肿侵及胆总管所致。

3. 消化道症状

由于胰液和胆汁排出受阻，患者常有食欲不振、上腹饱胀、消化不良、便秘或腹泻。上腹部不适多为上腹闷堵感觉，食后饱胀。10%～30%患者以此为首发症状。

4. 消瘦

体重减轻也是胰腺癌的常见症状。其特征是发展速度快，发病后短期内即出现明显消瘦，短期内体重减轻 10 kg 甚至更多。可能是胰腺癌及癌旁胰岛细胞因子干扰糖原代谢，引起胰岛素抵抗，使机体不能有效利用葡萄糖而致消瘦。

5. 发热

至少有 10％胰腺癌患者病程中有发热出现,表现为低热、高热、间歇热或不规则发热等,可伴有畏寒,黄疸也随之加深,易被误诊为胆石症。

6. 血栓性静脉炎

中晚期胰体、胰尾部癌患者可并发下肢游走性或多发性血栓性静脉炎,表现为局部红、肿、热、痛等并可扪及条索状硬块。偶可发生门静脉血栓性静脉炎,出现门静脉高压。

7. 症状性糖尿病

部分胰腺癌患者可在上述症状出现之前发生症状性糖尿病,也可能原已控制的糖尿病无特殊原因突然加重。

8. 精神症状

部分患者可出现焦虑、抑郁、失眠、急躁及个性改变等精神症状。

(四)诊断

1. 实验室检查

肿瘤标志物检测包括 CEA、CA19-9、CA724、CA50 等。CEA 胰腺癌阳性率 83％～92％,术后 CEA 升高提示复发;CA19-9 对胰腺癌具有高度敏感性和特异性,应用免疫过氧化酶法检测 CA19-9,胰腺癌准确率高达 86％。大多数浸润型胰腺癌可检测到 K-ras 基因突变。Ras 基因的突变激活可引起血管内皮生长因子(VEGF)表达上调。约 73％的胰腺癌患者发现 P53 基因突变。

2. 影像学检查

(1)逆行胰胆管造影(ERCP):将内镜插至十二指肠降段,在乳头部经内镜活检孔道插入造影导管,并进入乳头开口部、胆管和胰管内,注入对比剂,使胰管、胆管同时或先后显影,称为 ERCP。胰头癌 ERCP 的诊断准确率可高达 95％。通过 ERCP 收集胰液做脱落细胞学检查,对胰腺癌的阳性诊断率可达 75％。

(2)血管造影检查:胰腺血管造影的适应证为确定胰腺内分泌肿瘤的位置,范围及程度,判断有无浸润、胰腺癌手术切除可能性等。

（3）胰腺 CT 检查：CT 目前仍是检测胰腺癌及做肿瘤分期的最常用方法，其检出肿瘤的阳性预测值可超过 90%；在判定肿瘤不能切除时，阳性率 100%。

（4）胰腺 MRI 检查：磁共振胰胆管成像（MRCP）是近几年迅速发展起来的技术。

（5）超声成像：彩色超声血流具有无创、价廉、无须对比剂等优点，可单独判断和量化肿瘤的心血管化程度，肿瘤侵犯血管的情况以及血管性疾病。

（五）治疗

胰腺癌恶性程度高，局部发展快，转移早，治疗效果不佳，预后差。

1. 手术治疗

手术是胰腺癌获得根治的唯一机会，只有 10% 的胰腺癌患者获得手术的机会。能被切除的胰腺癌为：肿瘤可被完全切除，而无癌组织残留；肿瘤未侵及重要邻近器官；无血源性或远处淋巴结转移。

2. 放射治疗

对于手术不能切除病例，采用放疗＋化疗可以提高胰腺癌的疗效，明显延长患者生存期。单纯放疗者中位生存期明显低于放化疗结合患者。

3. 化学治疗

全身化疗可作为胰腺癌的辅助治疗，也可作为局部晚期不能切除或有转移病变胰腺癌的主要治疗。可作为胰腺癌的新辅助治疗，也可作为术后复发的姑息治疗。常见化疗药物有：5-FU、吉西他滨、奥沙利铂、顺铂、伊立替康。

吉西他滨 1000 mg/m^2，静脉滴注超过 30 分钟，每周 1 次，连续 3 次，然后休息 1 周为一周期。对于不能切除的转移性胰腺癌，单药吉西他滨是标准治疗。含吉西他滨的联合化放疗可用于局部晚期不能切除的胰腺癌患者，也可作为辅助治疗。吉西他滨两药联合可选择（GP，吉西他滨＋顺铂）、（GEME，吉西他滨＋厄洛替尼3周方案）、（GC，吉西他滨＋卡培他滨）等。奥沙利铂联合5-FU可作为二线治疗。

4. 靶向治疗

胰腺癌的生物靶向治疗逐渐引起重视。有研究显示特罗凯联合吉西他滨治疗使胰腺癌中位生存期延长。

5. 晚期胰腺癌的解救治疗

有梗阻及黄疸者可采用放置支架、激光手术、光动力治疗、放射治疗等迅速退黄；严重疼痛可联合放疗与吗啡类药物止痛，必要时给予神经毁损性治疗；肿瘤活动性出血可考虑姑息性手术或放疗；对于营养不良者及时给予肠道或肠道外营养。

胰腺癌由于诊断困难、病变进展迅速以及缺乏有效的根治手段，诊断后仅1%～4%的患者能够活到5年（2005年UICC）。临床特点为病程短、进展快、死亡率高，中位生存期为6个月左右，被称为"癌中之王"。

二、护理

（一）护理要点

1. 疼痛护理

胰腺癌疼痛的发生原因为癌肿浸润引起的胰管梗阻并管内压升高，尤其在进餐后，胰腺分泌增多，管内压力增高，促发上腹部持续或间断钝痛，餐后1～2小时加重，而后逐渐减轻。晚期胰腺癌可直接浸润、压迫位于腹膜后的腹腔神经丛，产生与体位有关的腰背痛。仰卧时加剧，而前倾、弯腰或侧卧时稍有缓解，呈昼重夜轻的特点，患者夜间往往不敢平卧而取前倾坐位或俯卧位。严重疼痛者遵医嘱给予吗啡类药物止痛。部分患者可由外科医师给予神经毁损性治疗。

2. 饮食护理

给予易消化、低脂饮食，少食多餐。

3. 胰瘘的护理

多发生于术后1周左右，表现为患者突发剧烈腹痛、持续腹胀、发热，腹腔引流管或伤口引流出清亮液体，引流液测得淀粉酶。应持续负压引流，保持引流装置有效。

4. 胆瘘的护理

多发生于术后 5～10 天。表现为发热、右上腹痛、腹膜刺激征，T 管引流量突然减少，但可见沿腹腔引流管或腹壁伤口溢出胆汁样液体。此时应保持 T 管引流通畅，予以腹腔引流。

5. 控制血糖

胰腺癌患者由于术后胰腺功能的部分缺失，可引起患者血糖改变。因此，手术前后及静脉高营养的患者，均应每 4 小时一次常规监测血糖，以了解患者的胰腺功能，及时调节胰岛素的用量，一般将血糖控制在 8 mmol/L 左右。

6. 放射治疗的护理

放疗患者应监测肝功能变化，观察肿瘤直接侵犯肝胆管、压迫肝门部胆管者黄疸消退情况。因胰腺与胃、十二指肠及结肠相毗邻，治疗过程中胃肠道会受到一定放射剂量的刺激，易出现恶心、呕吐、腹泻等消化道不良反应。可于治疗前遵医嘱给予西咪替丁（泰胃美）或昂丹司琼（枢复宁）静脉输注，并告知患者进软食，禁食刺激性食物，以保护胃肠道黏膜，预防胃溃疡、十二指肠溃疡及消化道出血的发生。对有消化道出血倾向的患者，应严密观察患者有无呕血、黑便、头晕、面色苍白、脉搏弱而快、血压下降等症状。

7. 静脉化疗的护理

化疗药物的特殊不良反应及护理。

（1）吉西他滨的不良反应主要为骨髓抑制及皮疹。指导患者化疗期间不要食用刺激性食物，不要搔抓皮肤，皮肤瘙痒时可局部涂以炉甘石洗剂。静脉滴注时间一般限制在 30～60 分钟，超过 60 分钟会导致不良反应加重，已配制的吉西他滨不可冷藏，以防结晶析出。

（2）顺铂一次用药（50 mg/m^2）发生肾毒性的可能性为 25%～30%，但通过静脉补液及使用利尿剂可使肾毒性减少至

10%以下。多在治疗开始1～2周后出现血尿素氮升高，第4周恢复正常。一般在大剂量顺铂给药前静脉滴注生理盐水或葡萄糖1000 mL加入10%氯化钾15 mg，然后20%甘露醇125 mL静脉快滴，顺铂滴注完毕后再给予20%甘露醇125 mL静脉快滴，以达利尿作用。一般每天液体总量3000～4000 mL，输液从顺铂给药前6小时开始，持续至顺铂滴注完毕后6～12小时为止。每周期治疗前检查尿常规、血尿素氮和肌酐、血电解质等；后7天查尿常规、血尿素氮、肌酐和电解质；记录24小时出入量3～4天。

（二）健康指导

（1）年龄在40岁以上，短期内出现持续性上腹部疼痛、腹胀、食欲减退、消瘦等症状时，应注意对胰腺做进一步检查。

（2）饮食宜少量多餐。

（3）告知患者出现进行性消瘦、贫血、乏力、发热等症状，及时就诊。

第十八章

胆道感染

胆道感染是临床上常见的疾病，按发生部位分为胆囊炎和胆管炎。按发病急缓和病程经过分为急性、亚急性和慢性炎症。胆道感染与胆石病互为因果关系。胆石病引起胆管梗阻胆汁淤积，细菌繁殖致胆道感染，胆道感染的发作又是胆石形成的重要的致病因素和促发因素。

急性胆囊炎是胆囊发生的急性化学性或细菌性炎症。约95％的患者合并有胆囊结石，称结石性胆囊炎，发病原因为结石导致胆囊管梗阻以及继发细菌感染所致。致病菌可通过胆管逆行侵入胆囊，或经血循环或淋巴途径进入胆囊，致病菌主要为革兰阴性杆菌，以大肠埃希菌最常见，其次有肠球菌、铜绿假单胞菌、厌氧菌等。5％的患者未合并有胆囊结石，称非结石性胆囊炎，发病原因尚不十分清楚，易发生在严重创伤、烧伤、手术后及危重患者中，可能是这些患者都有不同程度的低血压和组织低血流灌注，胆囊也受到低血流灌注损害，导致黏膜糜烂，胆囊壁受损。急性胆囊炎病理过程分为急性单纯性胆囊炎、急性化脓性胆囊炎和急性坏疽性胆囊炎3个阶段。

慢性胆囊炎是急性胆囊炎反复发作的结果，70％～95％的患者合并胆囊结石。

急性梗阻性化脓性胆管炎（AOSC）又名急性重症胆管炎（ACST），是急性胆管炎和胆管梗阻未解除，感染未控制，病情进一步发展的结果。由于胆管内压力持续升高，管腔内充满脓性胆汁，高压脓性胆汁逆流入肝，大量细菌和毒素经肝窦入血，导致脓毒症和感染性休克。

一、护理评估

（一）健康史

注意询问患者饮食习惯和饮食种类，发病是否有与饱食和高脂饮食有关，既往有无胆囊结石、胆囊炎、胆管结石、胆管炎及黄疸病史。

（二）身体状况

1. 急性胆囊炎

（1）腹痛：急性发作典型表现是突发右上腹阵发性绞痛，常在饱餐、进油腻食物后，或在夜间发作。疼痛常放散到右肩部、肩胛部和背部。病变发展可出现持续性疼痛并阵发性加重。

（2）发热：患者常有轻度发热，通常无寒战。如果胆囊积脓、穿孔或合并急性胆管炎，可出现明显的寒战高热。

（3）消化道症状：疼痛时常伴有恶心、呕吐、厌食等消化道症状。

（4）体格检查：右上腹部可有不同程度和范围的压痛、反跳痛及肌紧张，墨菲征（Murphy）阳性，可扪及肿大的胆囊。

（5）并发症：胆囊积脓、胆囊穿孔、弥漫性腹膜炎、急性化脓性胆管炎、急性坏死性胰腺炎。

2. 慢性胆囊炎

临床症状常不典型，多数患者有胆绞痛病史，其后有厌油腻、腹胀、嗳气等消化道症状，右上腹部和肩背部隐痛，一般无畏寒、高热和黄疸。体格检查右上腹胆囊区轻压痛或不适感，Murphy 征可呈阳性。

3. 急性梗阻性化脓性胆管炎

发病急骤、病情发展迅速、并发症凶险。除一般胆道感染的夏柯三联征（腹痛、寒战高热、黄疸）外，患者迅速出现休克、中枢神经系统受抑制表现，即雷诺（Reynolds）五联征，如果患者不及时治疗，可迅速死亡。查体可有不同程度的上腹部压痛和腹膜刺激征。

（三）心理-社会状况

患者因即将面临手术、担心预后、疾病反复发作等因素引起患者及其亲属的焦虑与恐惧。急性梗阻性化脓性胆管炎患者，因病情危重，患者及其亲属常难以应对。

（四）辅助检查

1. 实验室检查

胆囊炎患者白细胞计数和中性粒细胞比例增高；急性梗阻性化脓性胆管炎患者，白细胞计数$>10\times10^9$/L，中性粒细胞比例增高，胞质可出现中毒颗粒。血小板计数降低，凝血酶原时间延长。

2. B超检查

急性胆囊炎可见胆囊肿大、壁厚、囊内有结石。慢性胆囊炎囊壁厚或萎缩，其内有结石或胆固醇沉着。急性梗阻性化脓性胆管炎患者可在床旁检查，能及时了解胆管梗阻的部位和病变性质，以及肝内外胆管扩张情况。

（五）治疗要点

1. 非手术治疗

包括禁食、输液、纠正水、电解质及酸碱失衡，全身支持疗法，选用有效的抗生素控制感染，解痉止痛等处理。大多数急性胆囊炎患者病情能控制，待以后行择期手术。而急性梗阻性化脓性胆管炎患者，如病情较轻，可在 6 h 内试行非手术治疗，若无明显好转，应紧急手术治疗。

2. 手术治疗

（1）急性胆囊炎发病在 72 h 内、经非手术治疗无效且病情恶化或有胆囊穿孔、弥漫性腹膜炎、急性化脓性胆管炎、急性坏死性胰腺炎等并发症者，均应急诊手术。争取行胆囊切除术，但高危患者，或局部炎症水肿、粘连重，解剖关系不清者，应选用胆囊造口术，3 个月后再行胆囊切除术。

（2）其他胆囊炎患者均应在患者情况处于最佳状态时择期行胆囊切除术。

（3）急性梗阻性化脓性胆管炎手术的目的是抢救生命，应力求简单有效，常采用胆总管切开减压、T 形管引流。其他方法还有 PTCD、经内镜鼻胆管引流术（ENAD）等。

二、护理诊断及合作性问题

（一）焦虑与恐惧

与疼痛、病情反复发作、手术有关。

（二）急性疼痛

与疾病本身和手术伤口有关。

（三）体温升高

与术前感染、术后炎症反应有关。

（四）营养失调

低于机体需要量与胆管功能失调，胆汁排出受阻，或手术后胆汁引流至体外导致消化不良、食欲缺乏、肝功能受损有关。

（五）体液不足

与 T 形管引流、呕吐、感染性休克有关。

（六）潜在并发症

胆囊穿孔、弥漫性腹膜炎、急性化脓性胆管炎、急性坏死性胰腺炎、感染性休克等。

三、护理目标

患者情绪平稳，积极配合治疗，疼痛缓解，体温正常，营养得到改善，能维持体液平衡，无胆囊穿孔、弥漫性腹膜炎、急性化脓性胆管炎、急性坏死性胰腺炎、感染性休克等并发症发生。

四、护理措施

（一）非手术疗法及术前护理

（1）心理护理：加强与患者沟通，介绍胆囊炎的有关知识，解释术前准备的目的和必要性，使之配合。急性梗阻性化脓性胆管炎患者应将其病情的严重性告知患者亲属，使其理解配合。

（2）病情观察：应密切观察体温、脉搏、血压、黄疸、神志、腹痛程度及腹部体征，发现异常，及时通知医生。

（3）禁食、输液：急性胆囊炎需禁食，补充水、电解质和纠正酸碱紊乱。凝血酶原低者，补充维生素 K，若紧急手术者，可输全血供给凝血酶原。

（4）营养支持：向慢性胆囊炎患者解释进食低脂饮食的意义，提供低脂、高热量饮食。

（5）抗感染与对症处理：遵医嘱应用解痉、镇痛及抗感染药物，高热者用物理或药物降温。

（6）急性梗阻性化脓性胆管炎患者应及时完成手术前各项准备工作，如扩容、广谱、足量、联合使用抗生素，视病情使用激素、血管活性药物等抗休克措施，争取尽快手术。

（二）术后护理

同胆石症患者术后护理，急性梗阻性化脓性胆管炎患者仍需严密观察病情变化，继续积极抗休克治疗。

（三）健康指导

指导患者宜进低脂、高热量、高维生素易消化饮食，如出现发热、腹痛、黄疸等情况，及时来医院就诊。

五、护理评价

患者是否情绪平稳，是否积极配合治疗，疼痛是否缓解，体温是否恢复正常；营养是否得到改善，能否维持体液平衡，有无胆囊穿孔、弥漫性腹膜炎、急性化脓性胆管炎、急性坏死性胰腺炎、感染性休克等并发症发生。

第十九章

胆管蛔虫病

　　蛔虫进入胆总管、肝内胆管和胆囊引起急腹症统称为胆管蛔虫病，本病发病率与卫生条件有关，我国农村发病率较高，多发于青少年。近年由于卫生条件的改善，发病率明显下降，在大城市医院已成为少见病。

　　蛔虫寄生在小肠中下段，厌酸喜碱，具有钻孔习性。当宿主高热、消化功能紊乱、饮食不节、驱烟虫不当、胃酸降低、Oddi括约肌功能失调，肠道内环境改变时，蛔虫窜动，经十二指肠乳头钻入胆管，刺激 Oddi 括约肌发生痉挛，引起胆绞痛、胆管梗阻、胆道感染、肝脓肿、胰腺炎及胆管结石。蛔虫还可经胆囊管钻入胆囊，引起胆囊穿孔。

一、护理评估

（一）健康史
　　应注意询问患者的饮食卫生习惯，有无肠道蛔虫病史。

（二）身体状况
　　（1）症状：①腹痛：突起剑突下阵发性钻顶样绞痛，可放射至右肩及背部，患者常弯腰捧腹，坐卧不宁，大汗淋漓，表情痛苦。不痛时安然如常。如此反复发作，持续时间不一。②恶心、呕吐：30％的患者呕出蛔虫。③发热、黄疸：提示合并胆管梗阻、感染。

　　（2）体征：单纯性胆管蛔虫病，腹软，剑突右下方仅有轻度深压痛，此种体征与症状不相符合，是胆管蛔虫的最大特点。若并发胆道感染、胰腺炎、肝脓肿等，则有相应的体征。

（三）心理-社会状况

由于患者突发剧烈疼痛，难以忍受，使患者及其亲属十分恐惧。

（四）辅助检查

（1）实验室检查：大便内可找到蛔虫卵，白细胞计数及嗜酸性粒细胞计数比例可升高。

（2）B超检查：可能显示胆管内蛔虫。

（3）ERCP：偶可见胆总管开口处有蛔虫。

（五）治疗要点

多数胆管蛔虫病，可通过中西医结合，以解痉、止痛、消炎利胆、排蛔，并驱除肠道蛔虫等非手术治疗可治愈。少数患者因非手术治疗无效或出现严重胆道感染时才考虑手术取蛔虫。

二、护理诊断及合作性问题

（一）急性疼痛

与蛔虫钻入胆管，Oddi 括约肌阵发性痉挛有关。

（二）体温过高

与蛔虫携带细菌进入胆管，引起继发感染，并发胆管炎症、胆源性肝脓肿等有关。

（三）知识缺乏

与卫生基本知识缺乏，卫生习惯不良有关。

三、护理措施

（一）密切观察及时施治

注意观察体温、腹痛情况，遵医嘱及时给予解痉、止痛、输液、抗感染等治疗。出现高热、黄疸等症状提示有严重胆道感染，应及时报告医生做进一步处理。

（二）驱虫护理

驱虫尽量在症状缓解期进行，于清晨空腹或晚上临睡前服药；服药后注意观察有无蛔虫排出。

（三）手术准备

如患者出现严重胆道感染，需要手术治疗，应积极完成术前各项准备。

（四）健康指导

宣传卫生知识，养成良好的饮食卫生习惯。

第二十章

胆囊结石

一、概述

胆囊结石（cholecystolithiasis）是指原发于胆囊的结石，是胆石症中最多的一种疾病。近年来随着卫生条件的改善以及饮食结构的变化，胆囊结石的发病率呈升高趋势，已高于胆管结石。胆囊结石以女性多见，男女之比为（1∶3）～（1∶4）；其以胆固醇结石或以胆固醇为主要成分的混合性结石为主。少数结石可经胆囊管排入胆总管，大多数存留于胆囊内，且结石越聚越大，可呈多颗小米粒状，在胆囊内可存在数百粒小结石，也可呈单个巨大结石；有些终身无症状而在尸检中发现（静止性胆囊结石），大多数反复发作腹痛症状，一般小结石容易嵌入胆囊管发生阻塞引起胆绞痛症状，发生急性胆囊炎。

二、诊断

（一）症状

1. 胆绞痛

胆绞痛是胆囊结石并发急性胆囊炎时的典型表现，多在进油腻食物后胆囊收缩，结合移位并嵌顿于胆囊颈部，胆囊压力升高后强力收缩而发生绞痛。小结石通过胆囊管或胆总管时可发生典型的胆绞痛，疼痛位于右上腹，呈阵发性，可向右肩背部放射，伴恶心、呕吐，呕吐物为胃内容物，吐后症状并不减轻。存留在胆囊内的大结石堵塞胆囊腔时并不引起典型的胆绞痛，故胆绞痛常反映结石在胆管内的移动。急性发作、特别是坏疽性胆囊炎时还可出现高热、畏寒等显著的感染症状，严重病例由于炎性渗出或胆囊穿孔可引起局限性腹膜炎，从而出现腹膜刺激症状。胆囊结石一般无黄疸，但30%的患者因伴有胆管炎或肿大的胆囊压迫胆管，肝细胞损害时也可有一过性黄疸。

2. 胃肠道症状

大多数慢性胆囊炎患者有不同程度的胃肠道功能紊乱，表现为右上腹隐痛不适、厌食油腻、进食后上腹饱胀感，常被误认为"胃病"。有近半数的患者早期无症状，称为静止性胆囊结石，此类患者在长期随访中仍有部分出现腹痛等症状。

（二）体征

1. 一般情况

无症状期间患者大多一般情况良好，少数急性胆囊炎患者在发作期可有黄疸，症状重时可有感染中毒症状。

2. 腹部情况

如无急性发作，患者腹部常无明显异常体征，部分患者右上腹可有深压痛；急性胆囊炎患者可有右上腹饱满、呼吸运动受限、右上腹触痛及肌紧张等局限性腹膜炎体征，Murphy征阳性。有1/3～1/2的急性胆囊炎患者，在右上腹可扪及肿大的胆囊或由胆囊与大网膜粘连形成的炎性肿块。

（三）检查

1. 化验检查

胆囊结石合并急性胆囊炎有白细胞计数升高，少数患者丙氨酸氨基转移酶也升高。

2. B超

B超检查简单易行，价格低廉，且不受胆囊大小、功能、胆管梗阻或结石含钙多少的影响，诊断正确率可达96%以上，是首选的检查手段。典型声像特征是胆囊腔内有强回声光团并伴声影，改变体位时光团可移动。

3. 胆囊造影

能显示胆囊的大小及形态并了解胆囊收缩功能，但易受胃肠道功能、肝功能及胆囊管梗阻的影响，应用很少。

4. X 线

腹部 X 线平片对胆囊结石的显示率为 $10\%\sim15\%$。

5. 十二指肠引流

有无胆汁可确定是否有胆囊管梗阻，胆汁中出现胆固醇结晶提示结石存在，但此项检查目前已很少用。

6. CT、MRI、ERCP、PTC

在 B 超不能确诊或者怀疑有肝内胆管、肝外胆管结石或胆囊结石术后多年复发又疑有胆管结石者，可选用其中某一项或几项诊断方法。

（四）诊断要点

1. 症状

$20\%\sim40\%$ 的胆囊结石可终生无症状，称"静止性胆囊结石"。有症状的胆囊结石的主要临床表现：进食后，特别是进油腻食物后，出现上腹部或右上腹部隐痛不适、饱胀，伴嗳气、呃逆等。

2. 胆绞痛

胆囊结石的典型表现，疼痛位于上腹部或右上腹部，呈阵发性，可向肩胛部和背部放射，多伴恶心、呕吐。

3. Mirizzi 综合征

持续嵌顿和压迫胆囊壶腹部和颈部的较大结石，可引起肝总管狭窄或胆囊管瘘，以及反复发作的胆囊炎、胆管炎及梗阻性黄疸，称"Mirizzi 综合征"。

4. Murphy 征

右上腹部局限性压痛、肌紧张，Murphy 征阳性。

5. B 超

胆囊暗区有一个或多个强回声光团，并伴声影。

（五）鉴别诊断

1. 肾绞痛

胆绞痛需与肾绞痛相鉴别，后者疼痛部位在腰部，疼痛向外生殖器放射，伴有血尿，或尿路刺激症状。

2. 胆囊非结石性疾病

胆囊良、恶性肿瘤、胆囊息肉样病变等，B 超、CT 等影像学检查可提供鉴别线索。

3. 胆总管结石

可表现为高热、黄疸、腹痛，超声等影像学检查可以鉴别，但有时胆囊结石可与胆总管结石并存。

4. 消化性溃疡性穿孔

多有溃疡病史，腹痛发作突然并很快波及全腹，腹壁呈板状强直，腹部 X 线平片可见膈下游离气体。较小的十二指肠穿孔，或穿孔后很快被网膜包裹，形成一个局限性炎性病灶时，易与急性胆囊炎混淆。

5. 内科疾患

一些内科疾病如肾盂肾炎、右侧胸膜炎、肺炎等，亦可发生右上腹疼痛症状，根据实验室检查可鉴别。

三、治疗

（一）一般治疗

饮食宜清淡，防止急性发作，对无症状的胆囊结石应定期 B 超随诊；伴急性炎症者宜进食，注意维持水、电解质平衡。

（二）药物治疗

溶石疗法服用鹅去氧胆酸或熊去氧胆酸对胆固醇结石有一定溶解效果，主要用于胆固醇结石。但此种药物有肝毒性，服药时间长，反应大，价格贵，停药后结石易复发。其适应证为：胆囊结石直径在 2 cm 以下；结石为含钙少的 X 线能够透过的结石；胆囊管通畅；患者的肝脏功能正常，无明显的慢性腹泻史。目前多主张采取熊去氧胆酸单用或与鹅去氧胆酸合用，不主张单用鹅去氧胆酸。鹅去氧胆酸总量为 15 mg/（kg·d），分次口服。熊去氧胆酸为 8 ～ 10mg/（kg·d），分餐后或晚餐后 2 次口服。疗程 1～2 年。

（三）手术治疗

对于无症状的静止胆囊结石，一般认为无须施行手术切除胆囊。但有下列情况时，应进行手术治疗：①胆囊造影胆囊不显影。②结石直径超过 2～3 cm。③并发糖尿病且在糖尿病已控制时。

④老年人或有心肺功能障碍者。

腹腔镜胆囊切除术适于无上腹创伤及手术史者，无急性胆管炎、胰腺炎和腹膜炎及腹腔脓肿的患者。对并发胆总管结石的患者应同时行胆总管探查术。

1. 术前准备

胆囊切除术手后引起死亡的最常见原因是心血管疾病。这强调了详细询问病史发现心绞痛和仔细进行心电图检查注意有无心肌缺血或以往心肌梗死证据的重要性。此外，还应寻找脑血管疾病特别是一过性缺血发作的症状。若病史阳性或有问题时应做非侵入性颈动脉血流检查。此时胆囊切除术应当延期，按照指征在冠状动脉架桥或颈动脉重新恢复血管流通后施行。除心血管病外，引起胆囊切除术后第 2 位的死亡原因是肝胆疾病，主要是肝硬化。除了术中出血外，还可发生肝功能衰竭和败血症。自从在特别挑选的患者中应用预防性措施以来，胆囊切除术后感染中毒性并发症的发生率已有显著下降。慢性胆囊炎患者胆汁内的细菌滋生率占 10%～15%；而在急性胆囊炎消退期患者中则高达 50%。细菌菌种为肠道菌如大肠杆菌、产气克雷白杆菌和粪链球菌，其次也可见到产气荚膜杆菌、类杆菌和变形杆菌等。胆管内细菌的发生率随年龄而增长，故主张年龄在 60 岁以上、曾有过急性胆囊炎发作刚恢复，术前应预防性使用抗生素。

2. 手术治疗

已成定论对有症状胆石症的治疗是建议腹腔镜胆囊切除术。虽然此技术的常规应用时间尚短，但是其结果十分突出，以致仅在不能施行腹腔镜手术或手术不安全时，才选用开腹胆囊切除术，包括无法安全地进入腹腔完成气腹，或者由于腹内粘连，或者解剖异常不能安全地暴露胆囊等。外科医师在遇到胆囊和胆管解剖不清以及遇到止血或胆汁渗漏而不能满意地控制时，应当及时中转开腹。目前，中转开腹率在 5% 以下。

（四）其他治疗

体外震波碎石适用于胆囊内胆固醇结石，直径不超过 3 cm，且胆囊具收缩功能。治疗后部分患者可发生急性胆囊炎或结石碎片进入胆总管而引起胆绞痛和急性胆管炎，此外碎石后仍不能防止结石的复发。因并发症多，疗效差，现已基本不用。

四、护理措施

（一）术前护理

1. 饮食

指导患者选用低脂肪、高蛋白质、高糖饮食。因为脂肪饮食可促进胆囊收缩排出胆汁，加剧疼痛。

2. 术前用药

严重的胆石症发作性疼痛可使用镇痛剂和解痉剂，但应避免使用吗啡，因吗啡有收缩胆总管的作用，可加重病情。

3. 病情观察

应注意观察胆石症急性发作患者的体温、脉搏、呼吸、血压、尿量及腹痛情况，及时发现有无感染性休克征兆。注意患者皮肤有无黄染及粪便颜色变化，以确定有无胆管梗阻。

（二）术后护理

1. 症状观察及护理

定时监测患者生命体征的变化，注意有无血压下降、体温升高及尿量减少等全身中毒症状，及时补充液体，保持出入量平衡。

2. T 形管护理

胆总管切开放置 T 形管的目的是为了引流胆汁，使胆管减压：①T 形管应妥善固定，防止扭曲、脱落。②保持 T 形管无菌，每日更换引流袋，下地活动时引流袋应低于胆囊水平，避免胆汁回流。③观察并记录每日胆汁引流量、颜色及性质，防止胆汁淤积引起感染。④拔管：如果 T 形管引流通畅，胆汁色淡黄、清澄、无沉渣且无腹痛无发热等症状，术后 10～14 日可夹闭管道。开始每日夹闭 2～3 h，无不适可逐渐延长时间，直至全日夹管。在此过程中要观察患者有无体温增高，腹痛，恶心，呕吐及黄疸等。经 T 形管造影显示胆管通畅后，再引流 2～3 日，以及时排出造影剂。经观察无特殊反应，可拔除 T 形管。

3. 健康指导

进少油腻、高维生素、低脂饮食。烹调方式以蒸煮为宜，少吃油炸类的食物。

第二十一章

溃疡性结肠炎

溃疡性结肠炎是一种病因尚不十分明确的直肠和结肠慢性非特异性炎症性疾病。病变主要限于大肠黏膜与黏膜下层。临床表现为腹泻、黏液脓血便、腹痛。病情轻重不等，多呈反复发作的慢性病程。本病可发生在任何年龄，多见于 20～40 岁，亦可见于儿童或老年。男女发病率无明显差别。

一、症状

（一）腹泻

为最主要的症状，黏液脓血便是本病活动期的重要表现。大便次数及便血的程度可反映病情轻重，轻者每日排便 2～4 次，便血轻或无；重者每日 10 次以上，脓血显见，甚至大量便血。

（二）腹痛

轻型患者可无腹痛或仅有腹部不适。一般诉有轻度至中度腹痛，多为左下腹或下腹的阵痛，亦可涉及全腹。有疼痛-便意-便后缓解的规律，常有里急后重。

（三）其他症状

可有腹胀，严重病例有食欲不振、发热、恶心、呕吐等。

二、体征

患者呈慢性病容，精神状态差，重者呈消瘦、贫血貌。轻者仅有左下腹轻压痛，有时可触及痉挛的降结肠或乙状结肠。重型和暴发型患者常有明显压痛和鼓肠。若有腹肌紧张、反跳痛、肠鸣音减弱应注意中毒性巨结肠、肠穿孔等并发症。

三、评估要点

（一）一般情况

患者呈慢性病容，精神状态差，重者呈消瘦、贫血等不同程度的全身症状。

（二）专科情况

（1）腹痛的特点：是否间歇性疼痛，有无腹部绞痛，疼痛有无规律、有无关节痛。

（2）评估排便次数、颜色、量、性质是否正常。

（3）评估患者的出入量是否平衡，水、电解质是否平衡。

（三）实验室及其他检查

1. 血液检查

可有红细胞和血红蛋白减少。活动期白细胞计数增高，血沉增快和 C 反应蛋白增高是活动期的标志。

2. 粪便检查

肉眼检查常见血、脓和黏液，显微镜检查见多量红细胞、白细胞或脓细胞。

3. 结肠镜检查

结肠镜检查是本病诊断的最重要的手段之一，可直接观察病变肠黏膜并取活检。

4. X 线钡剂灌肠检查

可见黏膜粗乱或有细颗粒改变。

四、护理措施

（1）休息与活动：在急性发作期或病情严重时均应卧床休息，缓解期也应适当休息，注意劳逸结合。

（2）病情观察：严密观察腹痛的性质、部位以及生命体征的变化，以了解病情的进展情况。

（3）用药护理：遵医嘱给予柳氮磺吡啶（SASP）和（或）糖皮质激素，以减轻炎症，使腹痛缓解。注意药物的疗效及不良反应，嘱患者餐后服药，服药期间定期复查血象；应用糖皮质激素者，要注意激素的不良反应，不可随意停药，防止反跳现象。

（4）给患者安排舒适、安静的环境，同时注意观察大便的量、性状、次数并做好记录，保持肛周皮肤的清洁和干燥。

（5）由于本病为慢性反复发作性的过程，患者会产生各种不良情绪，护士应做好心理疏导。指导患者及家属正确对待疾病，让患者保持情绪稳定，树立战胜疾病的信心。

第二十二章

肠梗阻

肠腔内容物不能正常运行或通过肠道发生障碍时，称为肠梗阻，是外科常见的急腹症之一。

一、疾病概要

（一）病因和分类

1. **按梗阻发生的原因分类**

（1）机械性肠梗阻：最常见的是由各种原因引起的肠腔变窄、肠内容物通过有障碍。主要原因：①肠腔堵塞：如寄生虫、粪块、异物等。②肠管受压：如粘连带压迫、肠扭转、嵌顿性疝等。③肠壁病变：如先天性肠道闭锁、狭窄、肿瘤等。

（2）动力性肠梗阻：较机械性肠梗阻少见。肠管本身无病变，梗阻是由于神经反射和毒素刺激引起肠壁功能紊乱，致肠内容物不能正常运行。可分为：①麻痹性肠梗阻：常见于急性弥漫性腹膜炎、腹部大手术、腹膜后血肿或感染等。②痉挛性肠梗阻：由于肠壁肌肉异常收缩所致，常见于急性肠炎或慢性铅中毒。

（3）血运性肠梗阻：较少见。由于肠系膜血管栓塞或血栓形成，使肠管血运障碍，继而发生肠麻痹，肠内容物不能通过。

2. **按肠管血运有无障碍分类**

（1）单纯性肠梗阻：无肠管血运障碍。

（2）绞窄性肠梗阻：有肠管血运障碍。

3. **按梗阻发生的部位分类**

高位性肠梗阻（空肠上段）和低位性肠梗阻（回肠末段和结肠）。

4. 按梗阻的程度分类

完全性肠梗阻（肠内容物完全不能通过）和不完全性肠梗阻（肠内容物部分可通过）。

5. 按梗阻发生的缓急分类

急性肠梗阻和慢性肠梗阻。

（二）病理生理

1. 肠管局部的病理生理变化

（1）肠蠕动增强：单纯性机械性肠梗阻，梗阻以上的肠蠕动增强，以克服肠内容物通过的障碍。

（2）肠管膨胀：肠腔内积气、积液所致。

（3）肠壁充血水肿、血运障碍，严重时可导致坏死和穿孔。

2. 全身性病理生理变化

（1）体液丢失和电解质、酸碱平衡失调。

（2）全身性感染和毒血症，甚至发生感染中毒性休克。

（3）呼吸和循环功能障碍。

（三）临床表现

1. 症状

（1）腹痛：单纯性机械性肠梗阻的特点是阵发性腹部绞痛；绞窄性肠梗阻表现为持续性剧烈腹痛伴阵发性加剧；麻痹性肠梗阻呈持续性胀痛。

（2）呕吐：早期常为反射性，呕吐胃内容物，随后因梗阻部位不同，呕吐的性质各异。高位肠梗阻呕吐出现早且频繁，呕吐物主要为胃液、十二指肠液、胆汁；低位肠梗阻呕吐出现晚，呕吐物常为粪样物。若呕吐物为血性或棕褐色，常提示肠管有血运障碍；麻痹性肠梗阻呕吐多为溢出性。

（3）腹胀：高位肠梗阻，腹胀不明显；低位肠梗阻及麻痹性肠梗阻则腹胀明显。

（4）停止肛门排气排便：完全性肠梗阻时，患者多停止排气、排便，但在梗阻早期，梗阻以下肠管内尚存的气体或粪便仍可排出。

2. 体征

（1）腹部：视诊，单纯性机械性肠梗阻可见腹胀、肠型和异常蠕动波，肠扭转时腹胀多不对称；触诊：单纯性肠梗阻可有轻度压痛但无腹膜刺激征，绞窄性肠梗阻可有固定压痛和腹膜刺激征；叩诊：绞窄性肠梗阻时腹腔有渗液，可有移动性浊音；听诊：机械性肠梗阻肠鸣音亢进，可闻及气过水声或金属音，麻痹性肠梗阻肠鸣音减弱或消失。

（2）全身：单纯性肠梗阻早期多无明显全身性改变，梗阻晚期可有口唇干燥、眼窝凹陷、皮肤弹性差、尿少等脱水征。严重脱水或绞窄性肠梗阻时，可出现脉搏细速、血压下降、面色苍白、四肢发冷等中毒和休克征象。

3. 辅助检查

（1）实验室检查：肠梗阻晚期，血红蛋白和血细胞比容升高，并伴随水、电解质及酸碱平衡失调。绞窄性肠梗阻时，白细胞计数和中性粒细胞比例明显升高。

（2）X 线检查：一般在肠梗阻发生 4～6 h 后，立位或侧卧位 X 线平片可见肠胀气及多个液气平面。

（四）治疗原则

1. 一般治疗

（1）禁食。

（2）胃肠减压：是治疗肠梗阻的重要措施之一。通过胃肠减压，吸出胃肠道内的气体和液体，从而减轻腹胀、降低肠腔内压力，改善肠壁血运，减少肠腔内的细菌和毒素。

（3）纠正水、电解质及酸碱平衡失调。

（4）防治感染和中毒。

（5）其他：对症治疗。

2. 解除梗阻

分为非手术治疗和手术治疗两大类。

（五）常见几种肠梗阻

1. 粘连性肠梗阻

粘连性肠梗阻是肠粘连或肠管被粘连带压迫所致的肠梗阻，较为常见。主要由于腹部手术、炎症、创伤、出血、异物等所致，以小肠梗阻为多见，多为单纯性不完全性梗阻。粘连性肠梗阻多采取非手术治疗，若无效或发生绞窄性肠梗阻时应及时手术治疗。

2. 肠扭转

肠扭转指一段肠管沿其系膜长轴旋转而形成的闭襻性肠梗阻，常发生于小肠，其次是乙状结肠。①小肠扭转：多见于青壮年，常在饱餐后立即进行剧烈活动时发病。表现为突发腹部绞痛，呈持续性伴阵发性加剧，呕吐频繁，腹胀不明显。②乙状结肠扭转：多见于老年人，常有便秘习惯，表现为腹部绞痛，明显腹胀，呕吐不明显。肠扭转是较严重的机械性肠梗阻，可在短时间内发生肠绞窄、坏死，一经诊断，应手术治疗。

3. 肠套叠

肠套叠指一段肠管套入与其相连的肠管内，以回结肠型（回肠末端套入结肠）最多见。肠套叠多见于2岁以下婴幼儿。典型表现为阵发性腹痛、果酱样血便和腊肠样肿块（多位于右上腹），右下腹触诊有空虚感。用X线空气或钡剂灌肠显示空气或钡剂在结肠内受阻，梗阻端的钡剂影像呈"杯口状"或"弹簧状"阴影。早期肠套叠可试行空气灌肠复位，无效者或病期超过48 h、怀疑有肠坏死或肠穿孔者，应进行手术治疗。

4. 蛔虫性肠梗阻

由于蛔虫聚集成团并刺激肠管痉挛导致肠腔堵塞，多见于2～10岁儿童，驱虫不当常为诱因。主要表现为阵发性脐部周围腹痛，伴呕吐，腹胀不明显。部分患者腹部可触及变形、变位的条索状团块。少数患者可并发肠扭转或肠壁坏死穿孔，蛔虫进入腹腔引起腹膜炎。单纯性蛔虫堵塞多采用非手术治疗，包括解痉挛止痛、禁食、酌情胃肠减压、输液、口服植物油驱虫等，若无效或并发肠扭转、腹膜炎时，应进行手术取虫。

二、肠梗阻患者的护理

（一）护理诊断/问题

1. 疼痛

疼痛与肠内容物不能正常运行或通过障碍有关。

2. 体液不足

体液不足与呕吐、禁食、胃肠减压、肠腔积液有关。

3. 潜在并发症

肠坏死、腹腔感染、休克。

（二）护理措施

1. 饮食

禁食，梗阻缓解 12 h 后可进少量流质饮食，忌甜食和牛奶；48 h 后可进半流食。

2. 对症护理

胃肠减压，做好相关护理。

3. 体位

生命体征稳定者可取半卧位。

4. 解痉挛、止痛

若无肠绞窄或肠麻痹，可用阿托品解除痉挛、缓解疼痛，应禁用吗啡类止痛药，以免掩盖病情。

5. 输液

纠正水、电解质和酸碱失衡，记录 24 h 出入液量。

6. 防治感染和中毒

遵照医嘱应用抗生素，并严密观察用药不良反应。

7. 严密观察病情变化

出现下列情况时应考虑有绞窄性肠梗阻的可能，应及早采取手术治疗：①腹痛发作急骤，为持续性剧烈疼痛，或在阵发性加重之间仍有持续性腹痛，肠鸣音不亢进。②容易导致休克。③呕吐早、剧烈而频繁。④腹胀不对称，腹部有局部隆起或触及有压痛的包块。⑤明显的腹膜刺激征，体温升高、脉快、白细胞计数和中性粒细胞比例增高。⑥呕吐物、胃肠减压抽出液、肛门排出物为血性或腹腔穿刺抽出血性液。⑦腹部 X 线检查可见孤立、固定的肠襻。⑧经非手术治疗后症状、体征无明显改善者。

第二十三章
大肠癌

一、概述

（一）病因

大肠癌的流行病学研究显示，社会发展、生活方式改变及膳食结构与大肠癌有密切的关系。

1. 饮食因素

高脂、高蛋白、低纤维素饮食使患大肠癌的概率升高。大肠癌高发的美国人饮食中脂肪含量占总热量的 41.8%，以饱和脂肪酸为主；日本人大肠癌发病较美国人低一倍左右，其饮食中脂肪含量占总热量的12.2%，以不饱和脂肪酸为主。大量的流行病学分析表明，过多的摄入脂肪与能量可明显增加患大肠癌的危险性。油煎炸食品中可能含有作用于结肠的致癌物；腌渍食品在制作过程中产生的致癌物使亚硝酸盐患大肠癌的危险性增高。

2. 遗传因素

遗传性家族性息肉病和大肠癌的发病密切相关。有大肠癌家族史者，患大肠癌的风险比正常人高 4 倍。

3. 疾病因素

患慢性溃疡性结肠炎超过 10 年者，发生大肠癌的危险性较一般人群高 4～20 倍。出血性溃疡性结直肠炎突变风险更大，病程超过 10 年者，有 50% 发展为癌。

4. 其他因素

胆囊切除后的患者，大肠癌特别是右半结肠癌发生率明显增加。输尿管乙状结肠吻合术后，患者大肠癌发生率比一般人群高

100～500倍，多数发生于手术后20年左右，肿瘤多生长在吻合口附近。

（二）病理分型

大肠癌发病部位的发病率依次为直肠、乙状结肠、盲肠、升结肠、降结肠及横结肠。

1. 大肠癌的大体类型

（1）隆起型：表现为肿瘤的主体向肠腔内突出，肿瘤可呈结节状、息肉状或菜花状隆起，境界清楚，有蒂或广基。

（2）溃疡型：是最常见的大体类型。肿瘤中央形成较深溃疡，溃疡底部深达或超过肌层。根据溃疡外形可分为2种亚型：局限溃疡型和浸润溃疡型。

（3）浸润型：此型肿瘤以向肠壁各层呈浸润性生长为特点。病灶处肠壁增厚，表面黏膜皱襞增粗、不规则或消失变平。

（4）胶样型：当肿瘤组织形成大量黏液时，肿瘤剖面可呈半透明之胶状，称胶样型。此类型见于黏液腺癌。

上述四种大体类型中，以溃疡型最为常见。大体类型与肿瘤发生的部位有一定关系。右半结肠癌以隆起型及局限溃疡型多见，左半结肠癌以浸润型多见，且常导致肠管的环形狭窄。

2. 组织学分型

大肠癌的组织学分型国内外较为统一。我国参照WHO的大肠癌分型原则并结合国内的经验提出以下分型原则。

（1）来源于腺上皮的恶性肿瘤。①乳头状腺癌：肿瘤组织全部或大部分呈乳头状结构。在大肠癌的发生率为0.8%～18.2%，平均为6.7%。②管状腺癌：是大肠癌中最常见的组织学类型，占全部大肠癌的66.9%～82.1%。根据癌细胞及腺管结构的分化及异型程度又分为高分化腺癌、中分化腺癌、低分化腺癌。③黏液腺癌：此型癌肿以癌细胞分泌大量黏液并形成"黏液湖"为特征。④印戒细胞癌：肿瘤由弥漫成片的印戒细胞构成，不形成腺管状结构。⑤未分化癌：癌细胞弥漫成片或呈团块状浸润性，未分化癌在大肠癌中占2%～3%。⑥腺鳞癌：此类肿瘤细胞中的腺癌与鳞癌成分混杂存在。⑦鳞状细胞癌：大肠癌中以鳞状细胞癌为主要成分者，非常罕见。腺鳞癌和鳞癌在大肠癌中所占的比例均少于1%。

（2）类癌：类癌起源于神经嵴来源的神经内分泌细胞，在大肠癌中所占比例小于2%。

（三）临床表现

1. 肿瘤出血引起的症状

（1）便血：肿瘤表面与粪便摩擦后出血。低位大肠癌由于粪便干结，故便血较为常见。直肠癌便血最为多见，左半结肠癌其次，右半结肠的大便尚处于半流状态，故出血量相对较少，混于粪便后色泽改变，有时呈果酱状。

（2）贫血：长期的失血超过机体代偿功能时可发生贫血。

2. 肿瘤阻塞引起的症状

肿瘤部位因肠蠕动增加而引起腹痛，肠管狭窄时可出现肠鸣、腹痛、腹胀、便秘、排便困难等。直肠病灶可引起大便变细、变形，进一步发展可导致部分甚至完全性肠梗阻。左半结肠肠腔相对较小，以肠梗阻症状多见；右半结肠癌临床特点是贫血、腹部包块、消瘦乏力，肠梗阻症状不明显。

3. 肿瘤继发炎症引起的症状

肿瘤本身可分泌黏液，当肿瘤继发炎症后，不仅使粪便中黏液增加，还可出现排便次数增多及腹痛，肿瘤部位越低，症状越明显。

4. 其他症状

40%结肠癌患者在确诊时已可触及肿块。当腹部肿块伴有腹痛时，尤其肿块压痛明显时，可能为肿瘤穿破肠壁全层引起肠周继发感染或穿孔后引起局限性脓肿或急腹症。直肠癌侵及肛管时可出现肛门疼痛，排便时加剧，易被误认为肛裂。

5. 肿瘤转移引起的症状

直肠癌盆腔有广泛浸润时，可引起腰骶部坠胀感、坐骨神经痛、阴道出血或血尿等症状。癌肿侵及浆膜层，癌细胞可脱落进入腹腔，种植于腹膜面、膀胱直肠窝等部位，直肠指诊可触及种植结节。左锁骨上淋巴结转移为肿瘤晚期表现。

6. 肿瘤穿孔

肿瘤穿孔后，肠腔与腹腔相通，引起弥漫性腹膜炎。癌肿穿透入邻近空腔脏器可形成肠瘘，如横结肠癌穿透入胃、小肠，引起高位小肠结肠瘘，呕吐物可出现粪便样物。直肠癌或乙状结肠癌穿透入膀胱，可引起直肠膀胱瘘、直肠阴道瘘。

（四）诊断

1. 直肠指诊

直肠指诊是诊断直肠癌最主要和最直接的方法，简单易行，可发现距肛门 7～8 cm 之内的直肠肿物，如嘱患者屏气增加腹压，则可触及更高的部位。检查时先用示指按住肛门后壁，使肛门括约肌松弛，嘱患者做深呼吸同时缓慢推进示指，检查时了解肛门有无狭窄，有肿块时注意肿块部位、大小、活动度、硬度、黏膜是否光滑、有无溃疡、有无压痛、是否固定于骶骨或盆骨。了解肿块与肛门的距离有助于选择手术方式。

2. 内镜检查

凡有便血或大便习惯改变，经直肠指诊无异常者，应常规进行乙状结肠镜或纤维结肠镜检查。乙状结肠镜可检查距肛缘 25 cm 以内的全部直肠及部分乙状结肠。距离肛缘 25 cm 以上的结肠癌，纤维结肠镜为最可靠的检查方法。可观察病灶部位、大小、形态、肠腔狭窄的程度等，并可在直视下取活组织进行病理学检查。纤维结肠镜检查是对大肠内病变诊断最有效、最安全、最可靠的检查方法，绝大部分早期大肠癌可由内镜检查发现。

3. 实验室检查

（1）大便隐血试验可作为高危人群的初筛方法及普查手段，持续阳性者应进一步检查。

（2）癌胚抗原（CEA）测定：不具有特异性的诊断价值，具有一定的假阳性和假阴性，因此不适合作为普查或早期诊断，但对估计预后、监测疗效和复发有帮助。

（3）血红蛋白：凡原因不明的贫血，血红蛋白低于 100g/L 者应建议做钡剂灌肠检查或纤维结肠镜检查。

4. 双重对比造影

相对传统钡剂灌肠 X 线检查，气钡双重对比造影技术大大提高了早期大肠癌和小腺瘤的发现率和诊断准确率。

5. CT 诊断

由于粪便的存在和大肠的不完全性扩张，CT 对结肠黏膜表面异常和小于 1 cm 的病灶难以发现，因此不能作为早期诊断的方法。CT 对诊断结肠癌的分期有重要意义。

6. 超声检查

相比常规超声，肠内超声能更正确的诊断出肿瘤所侵犯的部位及大小。

7. 磁共振检查

磁共振对结直肠癌术后发现盆腔肿块有很高的敏感性，但缺乏特异性。

（五）治疗

手术切除是治疗大肠癌的主要方法，同时辅以化疗、放疗等综合治疗。

1. 放射治疗

（1）直肠癌的放疗：主要用于直肠癌的综合治疗，按进行的先后顺序可分为术前、术中、术后放疗。①直肠癌的术前放疗：对于局部晚期直肠癌，术前放疗能缩小肿瘤体积，减轻肠壁及周围组织的肿瘤浸润，使原来手术困难的直肠癌降期为可能切除，从而提高手术切除率。术前放疗既可杀灭已转移淋巴结内的癌灶，又可通过降低肿瘤细胞活性和闭塞癌组织周围脉管而达到降低淋巴结转移率、降低局部复发率的目的。术前放疗最重要的进展是低位直肠癌术前放疗＋保肛手术，可以提高患者生存质量。②直肠癌的术中放疗：为了提高肿瘤组织的照射剂量和减少正常组织的照射不良反应，手术中暴露肿瘤及受累组织，保护小肠等敏感器官，根据照射组织的厚度选择适当能量的电子线，予一次性照射（10～25 Gy）肿瘤残留灶及瘤床。③直肠癌的术后放疗：直肠癌的术后局部复发率取决于肠壁浸润深度、直肠周围组织及盆腔淋巴结受累程度等因素，术后放疗可减少直肠癌局部复发率。

（2）结肠癌的放疗：①放射剂量为 45～50 Gy，分 25～28 次照射。②对于距离切缘较近或切缘阳性者给予追加剂量。③小肠的照射剂量应限制在 45 Gy 之内。④以 5-FU 为基础的化疗与放疗同步给予可进一步提高疗效。

2. 化学治疗

化疗是大肠癌综合治疗的重要手段之一。可分为晚期大肠癌的化疗、新辅助化疗和术后辅助化疗。

（1）晚期大肠癌的化疗。单一用药：①卡培他滨（capecitabine），又称希罗达（Xeloda）。卡培他滨作为一种高选择性的口服的氟尿嘧啶药物，无静脉注射带来的不便，又有较高的抗肿瘤活性和良好的耐受性，有可能逐渐取代 5-FU 用于单药或联合化疗之中。主要限制性毒性是腹泻和中性粒细胞减少以及手足综合征。②持续静脉输注 5-FU：5-FU 是治疗结直肠癌最主要的药物。过去 40 年来，5-FU 单独用药的有效率在 20％。5-FU 长时间的静脉输注可使毒性下降，药物剂量得以增加，持续 5-FU 输注的疗效要显著高于 5-FU 一次性推注。③ 5-FU 与亚叶酸钙（calcium folinate，CF）：CF 可以促进 5-FU 的活性代谢产物（5-氟尿嘧啶脱氧核苷酸）与胸苷酸合成酶共价形成三元复合物，从而加强 5-FU 的抗癌作用。④伊立替康、奥沙利铂也是晚期大肠癌常用的单用化疗药物。

联合化疗：尽管目前出现许多新的对结直肠癌有效的化疗药物，但是单药治疗的效果仍不尽人意，为了提高疗效，常采用多种细胞毒药物联合应用。5-FU＋CF＋伊立替康（CPT-11），此方案已被 FDA 批准用于晚期大肠癌的一线治疗；其他常用方案还有卡培他滨＋CPT-11，5-FU＋CF＋奥沙利铂（L-OHP）。

化疗药物与单克隆抗体联合应用。①阿伐他汀：即贝伐单抗，是一种重组的人类单克隆抗体 IgG1 抗体，通过抑制人类血管内皮生长因子 VEGF 的生物学活性而起作用。②西妥昔单抗：是针对 EGFR 的单克隆抗体，与其具有高度的亲和力。上述两种靶向治疗药物主要与化疗联合应用治疗晚期大肠癌，可明显提高化疗的效果。

（2）奥沙利铂和伊立替康为主的新辅助化疗药物可增加根治性肝转移切除患者的生存率，术前化疗有效可增加手术成功的机会。

（3）大肠癌的术后辅助化疗有 5-FU＋LV，FOLFOX 系列的双周方案，卡培他滨口服 14 天、休 7 天的 3 周方案。

大肠癌患者术后总的 5 年生存率在 50％左右。病变限于黏膜下层，根治术后 5 年生存率可达 90％，如有淋巴结转移，则在 30％以下。术前 CEA 测定可提示患者预后，CEA 升高者复发率高，预后较 CEA 不升高者为差。术前 CEA 增高者，根治术后 1～4 个月内应恢复正常，仍持高不下者可能残存肿瘤。95％肝转移者 CEA 升高。

二、护理

（一）护理要点

1. 患者沟通

帮助患者正视并参与造口的护理。

2. 饮食护理

（1）非造口患者：①术后早期禁食，静脉补液，记录 24 小时出入量。②48～72 小时肛门排气，拔除胃管后喂食少量温开水，若无腹胀、恶心等可进流质饮食。③术后 1 周改为少渣半流质饮食，2 周左右进少渣普食。

（2）造口患者：①进易消化饮食，防止食物不洁导致食物中毒或细菌性肠炎等引起腹泻。②调节饮食结构，少食刺激性和产气食物，以免频繁更换肛门袋影响日常生活。③避免食用可致便秘的食物。

3. 指导患者正确使用人工造口袋

（1）结肠造口开放时间一般于术后 2～3 天，根据患者情况及造口大小选择适宜的肛门袋。

（2）及时清洁造口分泌物、渗液和保护造口周围皮肤，敷料避免感染。观察造口周围皮肤有无湿疹、充血、水疱、破溃等。

（3）当造口袋内充满1/3的排泄物时，需及时更换清洗，涂氧化锌软膏保护局部皮肤，防止糜烂。更换时防止排泄物污染伤口。

（4）造口底盘与造口黏膜之间保持适当缝隙（1～2 mm），缝隙过大粪便刺激皮肤引起发炎，缝隙过小底盘边缘与黏膜摩擦将会导致不适甚至出血。

（5）如使用造口辅助产品应当在使用前认真阅读产品说明书，如使用防漏膏应当按压底盘15～20分钟。

（6）撕离造口袋时注意保护皮肤，由上向下撕离，粘贴造口袋时由下向上。

4. 泌尿系统损伤感染的预防及护理

直肠癌患者术后常有永久性或暂时性神经源性膀胱。可术前留置导尿，进行排尿训练。多数患者能在术后4周逐渐恢复正常排尿功能。

5. 预防造口狭窄

观察患者是否有腹痛、腹胀、恶心、呕吐、停止排气、排便等肠梗阻症状。永久性造口患者，造口术后2～3个月内每1～2周扩张造口1次。

6. 靶向治疗的护理

（1）使用西妥昔单抗（爱必妥）的护理：西妥昔单抗注射液必须低温保存（2 ℃～8 ℃），禁止冷冻，物理和化学的稳定性在室温（20 ℃～25 ℃）为8小时，开启后立即使用。滴注前后使用无菌生理盐水冲洗输液管，给药期间必须使用 $0.2~\mu m$ 或 $0.22~\mu m$ 微孔径过滤器进行过滤，联合其他化疗时，必须在本品滴注结束1小时之后开始。开始滴注的前10分钟滴速应控制在15滴/分左右，观察患者无异常反应后再逐渐加快滴速，最大输液速率为 $5~mL/min$。使用前应进行过敏试验，静脉注射 20 mg 并观察

10 分钟以上，结果呈阳性的患者禁用。因部分变态反应发生于后续用药阶段，因此阴性结果并不能完全排除严重变态反应的发生，故应在心电监护下用药。严重变态反应发生率为 3%，致死率为 2%～3%。其中 90% 发生于第 1 次使用时，以突发性气道梗阻、荨麻疹和低血压为特征。发生轻至中度输液反应时，可减慢输液速度或服用抗组胺药物。若发生严重的输液反应需立即停止输液，静脉注射肾上腺素、糖皮质激素、抗组胺药物并给予支气管扩张剂及输氧等处理。

（2）使用贝伐单抗（Avastin）的护理：①贝伐单抗首次给药在约 90 分钟的时间中连续静脉滴注，若第一次无不良反应，那么第二次的输注时间可以减少到约 60 分钟，如果 60 分钟的输注也耐受良好，那么以后所有的输注时间都可以减少到约 30 分钟。如果患者在接受 60 分钟的输注时出现不良反应，那么以后输注都应该在约 90 分钟时间内完成；如果患者在接受 30 分钟的输注时出现不良反应，那么以后输注都应该在约 60 分钟时间内完成。滴完后用 0.9% 氯化钠溶液冲洗输液管道。建议使用 PICC 输注。②贝伐单抗与其他化疗药物联用可能增加肿瘤患者出现胃肠道穿孔的风险。这些在胃壁、小肠和大肠中出现的穿孔可能会致死。在贝伐单抗治疗过程中，护士应指导患者进易消化饮食，观察有无突发剧烈腹痛等表现。③出血：有两种情况的出血，一种为少量出血，以鼻出血常见；另一种为严重的致命性的肺出血。④高血压：半数的患者舒张压升高超过 110 mmHg。⑤肾病综合征：表现为蛋白尿。⑥充血性心力衰竭。⑦其他：输液反应、衰弱、疼痛、腹泻、白细胞减少等。此外，至少术后 28 天才能开始贝伐单抗治疗，术前 28 天内不能应用贝伐单抗，有严重心血管和免疫性疾病的患者慎用。

7. 静脉化疗的护理

化疗药物特殊不良反应及护理。

（1）腹泻为伊立替康的限制性毒性，一旦患者出现第 1 次稀便，应积极补液并立即给予适当的抗腹泻治疗。用药前皮下注射阿托品 0.25～1 mg 能预防或减轻早期腹泻及晚期腹泻（用药24 小时后可使用洛哌丁胺治疗）。出现严重腹泻者，应推迟至下周期给药并减量。

（2）奥沙利铂：迟发型外周神经毒性，此为奥沙利铂特征性毒性反应。表现为手足末梢麻木感，甚至疼痛，影响到感觉、运动功能。注射前应用还原型谷胱甘肽及每日口服 B 族维生素可能有减轻症状的作用，应避免冷刺激。建议患者戴手套，穿袜子，保持室温在 22 ℃～24 ℃，减少金属物品的放置，床栏上铺床单，避免用冷水洗手洗脸，向患者不断强调保暖和避免冷刺激的重要性。

咽喉部异常感觉主要表现为呼吸困难、吞咽困难、喉痉挛。一旦出现症状，立即给氧。遵医嘱给予镇静剂、抗组胺药及支气管扩张剂，稳定患者情绪，保暖，化疗前指导患者避免进食冷食，温水刷牙、漱口，水果用热水加温后食用。

（3）卡培他滨：手足综合征分为Ⅲ度。Ⅰ度：麻木、瘙痒、无痛性红斑和肿胀。Ⅱ度：疼痛性红斑和肿胀。Ⅲ度：潮湿性蜕皮、溃疡、水疱和重度疼痛。发生手足综合征者遵医嘱给予维生素 B_6 静脉滴注，各级手足综合征的处理如下：Ⅰ度手足综合征时指导患者保持受累皮肤湿润，防寒防冻，避免接触冷水，穿软暖合适的鞋袜、手套，鞋袜不宜过紧，以防摩擦伤；避免剧烈运动，避免接触洗衣粉、肥皂等化学洗涤剂。Ⅱ度手足综合征时指导患者睡觉时用枕头适当垫高上、下肢体，促进肢体静脉回流。Ⅲ度手足综合征时指导患者不要搔抓局部皮肤及撕去脱屑，给予柔软纱布保护，避免涂刺激性药物及酒精、碘酒，局部皮肤出现水疱后要避免水疱破裂，水疱已破裂者给予清洁换药处理，直至创面痊愈；指导患者外出时避免阳光照射。

8. 放疗的护理

（1）放射性直肠炎的护理：早期为放射性黏膜炎，表现为大便次数增加、腹痛、腹泻，严重者可有血便。遵医嘱给予止泻剂，指导患者进食无刺激性、易消化饮食。后期可有肠纤维化、肠粘连、肠营养吸收不良，较严重的会出现肠穿孔。

（2）放射性膀胱炎的护理：放射性膀胱炎表现为尿频、尿急、尿痛等膀胱刺激征，指导患者多饮水，并告诉患者膀胱功能在放疗结束后可以恢复正常。

（3）指导盆腔放疗后骨盆疼痛者遵医嘱检查骨质密度。如放疗后发生盆骨疼痛。指导患者活动时避免盆骨沉重，动作缓慢，以防止发生病理性骨折。

（4）盆腔放疗者可能出现勃起障碍和性交痛，应做好配偶的思想工作，如症状不能缓解则请泌尿科或妇产科医师会诊。

（二）健康指导

1. 做好大肠癌的三级预防

在肿瘤发生之前，消除或减少大肠黏膜对致癌物质的暴露，抑制或阻断上皮细胞的癌变过程。积极预防和治疗各种结肠癌的癌前病变，如结直肠息肉、腺瘤、溃疡性结肠炎等；多食新鲜蔬菜、水果等高纤维饮食。对结肠癌的高危人群进行筛查，一发现无症状的癌前病变，实现早期诊断、早期治疗，提高生存率，降低人群死亡率的目的。

2. 永久性结肠造口患者健康指导

（1）造口术后 2～3 个月内每 1～2 周扩张造口 1 次。若发现腹痛、腹胀、排便困难等造口狭窄表现及时就诊。

（2）有条件者参加造口患者协会，交流、学习经验和体会，使患者重拾信心。

（3）指导患者学会结肠造口自我护理方法：让患者观看护理全过程 1～2 次，之后让患者逐步参与到造口护理中，直至患者能够完全自我护理。指导患者选择自己不过敏的造口袋，使用前用生理盐水彻底清洁造口及周围皮肤。

（4）定时反复刺激以养成良好的排便习惯：应用定时结肠灌洗及造口栓，能定时排便、减少异味及降低对造口周围皮肤的刺激。待患者完全掌握后再独立操作。造口栓隐蔽性好，可提高患者在社交活动及性生活中的生活质量。

（5）适当掌握活动强度，6 周内不要提举超过 6 kg 的重物，进行中等强度的锻炼（如散步），增加耐受力，避免过度增加腹压，防止人工肛门结肠黏膜脱出。

（6）气味的处理：气味较大时，可使用带有碳片的造口袋或在造口袋内放入适量清新剂。

3. 大肠癌随诊

治疗结束后每 3 个月体检 1 次，共 2 年；然后每 6 个月 1 次，总共 5 年。监测 CEA，每 3～6 个月 1 次，共 2 年；然后每 6 个月 1 次，总共 5 年。3 年内每年行腹、盆腔 CT 检查。术后 1 年内行肠镜检查，以后根据需要进行。

第二十四章
消化胃镜检查的护理配合

一、胃镜检查的适应证、禁忌证和并发症

（一）适应证

胃镜检查安全、方便。一般而言，凡怀疑上消化道炎症、溃疡、肿瘤、憩室、血管病变或异物等，都可以进行胃镜检查。临床上，适应证可以归纳为以下几方面。

（1）上消化道症状：如吞咽困难、上腹部疼痛或不适、反酸、胃灼热、打嗝、嗳气等各种消化不良症状，怀疑上消化道病变，都可以接受胃镜检查。

（2）全身症状或者系统症状：如消瘦、体重下降、贫血、胸腔和腹腔不明原因积液，需要明确病因。

（3）消化道出血：无论少量出血或者大出血，为明确病因或者接受治疗，都需要首先接受胃镜检查。

（4）各种影像学检查、实验室肿瘤指标检查异常，临床怀疑上消化道病变。

（5）上消化道肿瘤高危人群，或有癌前病变及癌前疾病随访。

（6）上消化道疾病治疗后评估、肿瘤术后复查。

（7）需要胃镜下治疗，如止血、取异物、息肉或早期病变切除等。

（二）禁忌证

大多数情况下，上消化道内镜检查的禁忌证都是相对的，但应避免不必要的内镜检查。如在检查前给患者充分解释检查的必要性、安全性，使其有必要的思想准备，配合必要的监护措施，

都可以进行胃镜检查。

1. 绝对禁忌证

（1）严重心脏病：如严重心律失常，特别是心室率缓慢者，心肌梗死急性期及重度心力衰竭者等。

（2）严重肺部疾病：如支气管哮喘急性发作期、呼吸衰竭等。

（3）怀疑休克、消化道穿孔等危重患者。

（4）急性重症咽喉部疾病，内镜不能插入者。

（5）腐蚀性食管、胃损伤的急性期。

（6）神志不清或精神失常不能合作者。

（7）明显的胸主动脉瘤及脑卒中急性期患者、烈性传染病患者。

2. 相对禁忌证

（1）心肺功能不全。

（2）消化道出血患者，生命体征不平稳。

（3）严重出血倾向，血红蛋白低于 50 g/L 者。

（4）高度脊柱畸形，巨大食管或十二指肠憩室。

（三）并发症

一般情况下，胃镜检查是安全的，但如果检查医师没有很好地掌握内镜检查的适应证和禁忌证，操作不熟练或者动作粗暴，或者患者不能很好地配合，也可出现并发症，严重者甚至危及生命。在尽可能避免并发症发生的同时，尽早发现并采取措施以避免严重后果的发生也是关键。

1. 麻醉的并发症

一般胃镜检查前需要使用咽部麻醉剂，无痛胃镜需使用副交感神经阻滞剂、镇静剂等，这些麻醉剂的应用可能出现相关不良反应，轻者仅有生命体征的改变，重者可出现心肌梗死、呼吸抑制及休克等；氧饱和度下降常见于年龄过高或既往存在心肺疾病的患者。

2. 检查的并发症

（1）一般并发症：包括下颌关节脱臼、喉头痉挛、食管贲门黏膜撕裂、咽喉部感染或咽后壁脓肿、腮腺肿大等。

（2）严重并发症：插镜时刺激迷走神经或检查时镜身压迫呼吸道造成的低氧血症导致的心搏骤停、心肌梗死或心绞痛等；一般活检后少量渗血可自行停止，但如在出血部位活检，或有食管胃底静脉曲张误取血管或存在出血性疾病及凝血功能障碍时，亦可发生出血；操作不当引起的消化道穿孔；内镜操作本身或被污染的器械造成的感染或检查时继发的吸入性肺炎。

二、胃镜检查的准备及注意事项

（1）患者至少空腹 6 h 以上，特殊情况需要延长禁食时间，如幽门梗阻或胃轻瘫者、贲门失弛缓症患者、近端胃大部切除术后等。

（2）咽部麻醉，可用 2％利多卡因或普鲁卡因咽部喷雾或口服。如患者对以上麻醉药物过敏，不麻醉也可以耐受检查。

（3）口服去泡剂（二甲硅油）以保证胃腔内黏膜表面清洁。

（4）嘱患者松开领口及腰带，摘下义齿，左侧卧位躺于检查床上，咬住口垫。

三、专科评估与观察要点

（一）腹部体征

观察有无腹痛及评估腹痛的性质、持续时间。

（二）观察排便的颜色、性质、量。

1. 护理问题

（1）舒适度改变：恶心：与胃镜刺激咽喉部有关。

（2）恐惧：与缺乏胃镜配合知识有关。

（3）潜在并发症：消化道出血、穿孔。

2. 护理措施

（1）术前准备：向患者介绍检查的目的及配合方法，使其消除紧张情绪，配合检查。常规化验乙肝、丙肝、艾滋病病毒及梅毒结果，对阳性者使用专一胃镜，加强消毒。检查前禁饮食8 h。检查前 5～10 min 嘱患者缓慢含咽下 1％利多卡因胶浆

10 mL 或对咽部喷雾 2%～4%利多卡因5 mL，每3分钟一次，并嘱患者喷雾后做吞咽动作，当咽部麻木，吞咽有梗阻感时表示麻醉起效。

（2）术中配合：取出活动的义齿。取左侧卧位，双腿屈曲，咬住牙垫。保持头部位置不动，当胃镜到达咽部时，做吞咽动作，但不可将唾液咽下，以免呛咳。当出现恶心时应深呼吸，使肌肉放松，以利于胃镜顺利通过。

3．术后护理

（1）卧床休息。

（2）观察有无咽痛、咽部异物感，嘱患者勿用力咳嗽，以免损伤咽部黏膜，可用温盐水漱口或含润喉片。

（3）观察有无腹痛、腹胀症状。轻者可卧床休息为主，指导进行按摩，促进排气。如少量出血系机械性损伤或活体组织检查损伤黏膜血管，必要时可口服或注射止血剂。如有剧烈腹痛应严密观察生命体征变化及排便情况。如腹痛加重不缓解或有头晕、血便排出应立即通知医生，警惕消化道穿孔、出血、感染等并发症发生。如无特殊不适，待咽喉部麻醉作用消失后，术后2 h可进少量温凉流食，以先饮水为宜（水－米汤－藕粉）。做活体组织检查者，4 h后可进温凉流食。进流食后无不适，可进少量半流食，之后逐步过渡到普软食、普食。

四、无痛胃镜

无痛胃镜是利用一种麻醉药物，使患者在检查期间处于睡眠的舒适状态，进行胃镜检查及治疗的一种方法。

（一）无痛胃镜的优势

1．无痛苦

患者在检查、治疗过程中无任何不舒服。

2．无创伤

无任何不良后遗症。

3．更精确

对一些微小病变甚至黏膜层的病变，均可明确诊断。

4. 具有放大功能

能进一步增加了诊断的准确性。

（二）无痛胃镜的禁忌证

（1）肥胖短颈者，尤其是鼾症者。

（2）胃潴留。

（3）活动性上消化道大出血。

（4）急性呼吸道疾病、哮喘。

（5）严重高血压、慢性阻塞性肺病。

（6）孕妇。

五、胶囊内镜

（一）定义

胶囊内镜是由胶囊、无线接收仪、工作站 3 部分组成，内镜形态如胶囊，被吞服后借助消化道蠕动在消化道内移行，获取并传送视频信号至图像记录仪，医生通过影像工作站分析图像就可以了解患者整个消化道情况，从而作为诊断。

（二）相关知识

1. 胶囊内镜的优势

检查方便、无创伤、无痛苦、无交叉感染、不影响正常工作。

2. 胶囊内镜的劣势

目前的胶囊内镜无法控制其在消化道内的行走轨迹，无法注水、注气，存在观察盲区（消化道皱襞和弯曲处），不能取活检和进行镜下治疗。

3. 胶囊内镜的禁忌证

（1）已知或怀疑胃肠道梗阻、狭窄、瘘管、巨大憩室、广泛累及的克罗恩病。

（2）吞咽障碍者，如幼儿、老年人、意识不清者、智障者。

（3）严重动力障碍者，如贲门失迟缓、胃痉挛、肠套叠患者。

（4）已植入电子医学仪器者，如安置心脏起搏器、除颤器者。

（5）长期服给类固醇消炎药物者。

（6）妊娠妇女。